U0305735

［日］松田光弘 著

刘宾 主译

谁都不会教你的

皮疹诊断

方法

附有解说视频

陕西新华出版

陕西科学技术出版社

Shaanxi Science and Technology Press

图书在版编目（CIP）数据

谁都不会教你的皮疹诊断方法 / (日) 松田 光弘著；
刘宾主译. — 西安：陕西科学技术出版社, 2024.2
ISBN 978-7-5369-8863-7

Ⅰ.①谁… Ⅱ.①松… ②刘… Ⅲ.①皮肤病—诊断
Ⅳ.①R751

中国国家版本馆CIP数据核字(2023)第226064号

著作权合同登记号:25-2023-325

Authorized translation from the Japanese language edition, entitled
誰も教えてくれなかった皮疹の診かた・考えかた[Web動画付]
ISBN 978-4-260-04679-4
著：松田 光弘
published by IGAKU-SHOIN LTD., TOKYO Copyright© 2022
All Rights Reserved. No part of this book may be reproduced or transmitted in any
form or by any means, electronic or mechanical, including photocopying, recording or
by any information storage retrieval system, without permission from IGAKU-SHOIN
LTD. Simplified Chinese Characters edition published by Shaanxi Science and
Technology Press, Copyright©[2024]

谁都不会教你的皮疹诊断方法
SHUI DOU BU HUI JIAO NI DE PIZHEN ZHENDUAN FANGFA

[日] 松田光弘 著 刘宾 主译

策　　划	付　琨
责任编辑	侯志艳
封面设计	曾　珂

出 版 者	陕西科学技术出版社
	西安市曲江新区登高路 1388 号陕西新华出版传媒产业大厦 B 座
	电话（029）81205187　传真（029）81205155　邮编710061
	http://www.snstp.com
发 行 者	陕西科学技术出版社
	电话（029）81205180　81206809
印　　刷	西安市建明工贸有限责任公司
规　　格	889mm×1194mm　32 开本
印　　张	7.75
字　　数	190 千字
版　　次	2024 年 2 月第 1 版
	2024 年 2 月第 1 次印刷
书　　号	ISBN 978-7-5369-8863-7
定　　价	78.00 元

翻译组

主　　译：刘　宾

专业审核：梁宝宝　朱　敏　杨晓平

日文翻译：侯志艳　赵　琦

放眼望去，书店的书架上摆放着很多面向皮肤科初学者的教科书，这些书展示了很多疾病图谱，却鲜有关于阐述基础诊断方法的书。本书以"自己当实习医生时想要的教科书"为策划理念，以下面这些读者为目标受众编撰而成。

· 误解皮肤科疾病诊断就是死记硬背病例图片的人

· 尝试学习皮肤科相关知识，但因众多烦琐的术语而受挫的人

· 想掌握皮肤科医生诊断过程（诊断推理）的人

本书为了让更多的人了解皮疹的诊断方法，平时考虑些什么，怎样进行诊断，尽可能细致地使用流程图进行了解说，同时对单凭外观看不明白的病症进行了详细阐述。虽然市面上有很多自诩"凭外观就能诊断"的教科书，但在临床实践中，很多病症是无法用肉眼判断的。本书虽然收集的病例数量不多，有些内容还涉及专业知识，但我认为这使得本书的适用性非常广泛。

执笔编写本书的契机是在10年前，我看到了野口善令老师和福原俊一老师的著作《谁都不会教你的诊断学》（医学书院）。这本书不是鉴别诊断的罗列，而是诊断想法（诊断推理）的解说，从根本上颠覆了我对诊断学的印象。在皮肤科领域，几乎没有阐述诊断方法的教科书，所以我一直想尝试自己编写这样的书。

我很幸运地得到了编写这本书的机会。我很自豪地说，这是一本角度新颖的书。但是作为一名临床医生，只根据自己的经验写作，内容可能有些不准确，或者为了能通俗易懂而有些牵强附会。

如果有需要修改的地方，请务必与作者联系，若能指正，我将不胜荣幸。希望能根据大家的意见编写出更好的内容。

松田光弘

2021年11月

第 *1* 章

面向初学者的皮肤科诊断学
从表面症状探讨红斑的诊断方法 / 1

1 皮肤科诊断困难的原因——首先考虑红斑 / 2

2 注意皮疹的表面症状 / 7

第 *2* 章

表面粗糙的红斑（表皮的病变）/ 15

1 表皮病变的诊断流程图 / 16

2 湿疹 / 25

3 鉴别真菌病 / 37

4 类似湿疹的恶性肿瘤 / 53

5 湿疹治不好时应考虑的情况 / 60

6 其他的炎症性皮肤疾病 / 69

7 本章总结 / 73

第 *3* 章

表面光滑的红斑（真皮层的病变）/ 77

1 真皮病变的诊断流程图 / 78

2 荨麻疹的鉴别 / 86

3 在开始鉴别中毒疹之前 / 94

4 药疹与中毒疹 / 100

5 中毒疹的诊断流程图 / 118

6 其他中毒疹 / 128

7 本章总结 / 133

第 *4* 章

其他的红斑（皮下组织的病变）和紫癜 / 137

1 皮下组织的病变与紫癜 / 138

2 皮下组织病变的诊断流程图 / 144

3 皮下组织的病变①（细菌感染）/ 149

4 皮下组织的病变②（循环障碍）/ 160

5 皮下组织的病变（自身免疫性疾病）/ 163

6 紫癜 / 170

7 本章总结 / 185

第 *5* 章

皮肤科的诊断推理（进阶）/ 189

1 宏观地学习诊断学 / 190

2 诊断推理 step 1：假设的形成 / 198

3 皮肤科中的假设形成过程 / 207

4 诊断推理 step2：假设验证 / 218

5 提高皮肤科诊断能力的方法 / 227

COLUMN

表面粗糙的鳞屑是什么 / 21

提高顺应性和外用指导的技巧 / 67

病毒感染的诊断很困难 / 98

容易忽视的中毒疹（梅毒和水疱性类天疱疮）/ 122

皮肤活检的范围 / 183

速读法、精读法与诊断学 / 196

病例 2-1 49 岁，女性

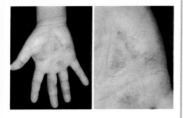

›››34 页

病例 2-2 79 岁，男性

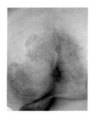

›››46 页

病例 2-3 72 岁，男性

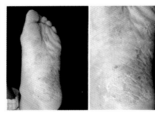

›››49 页

病例 2-4 75 岁，女性

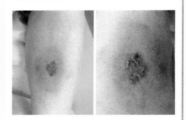

›››64 页

病例 3-1 57 岁，男性

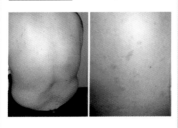

›››91 页

病例 3-2 69 岁，女性

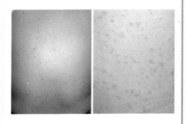

›››111 页

病例 3-3 74岁，男性

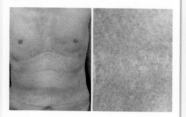

>>> 114 页

病例 3-4 28岁，女性

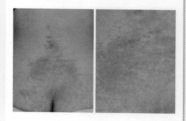

>>> 124 页

病例 4-1 39岁，女性

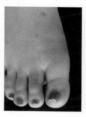

>>> 157 页

病例 4-2 58岁，女性

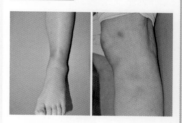

>>> 167 页

病例 4-3 89岁，男性

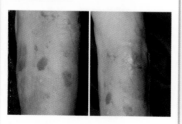

>>> 177 页

病例 4-4 44岁，女性

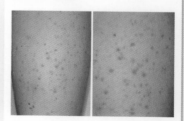

>>> 180 页

　　本书共分为 5 章。我在解说的过程中介绍了病例问题，所以先用实际病例验证是否理解了内容之后再继续阅读，配合观看病例问题的解说视频更能加深理解。

　　在第 1 章中，解说了表面症状的探讨方法。在充分理解了第 1 章的内容之后，再进入第 2 章及以后的内容。

　　在第 2 章和第 3 章中，将红斑分组为"表皮的病变"和"真皮层的病变"，使用流程图解说其各自的诊断步骤。第 2 章和第 3 章可以从任意一章开始阅读。

　　第 4 章是偏向应用性的内容，涉及第 2 章和第 3 章没有介绍完的"皮下组织的病变"和"紫癜"的内容。在理解了第 2 章和第 3 章的内容之后再阅读本章比较好。

　　第 5 章从与第 1 ~ 4 章不同的视角论述皮肤科的诊断推理。虽然不是立竿见影、马上见效的方法，但这些内容对今后学习皮肤科知识是个启发。因为这一章的内容是独立的，不需要按顺序阅读。

　　在各章的开头和病例问题的解说部分，都呈现了指导医生和实习医生的对话。请阅读这 2 人的对话，一边思考一边学习皮肤科诊断吧！

出场人物

有经验的皮肤科指导医生。

指导医生

想成为内科医生的实习医生，因经常遇到患者的皮肤问题却不知如何处理而烦恼。

实习医生

视频的使用方法

· 病例问题的解说可以通过网络视频观看 [支持 iPad、智能手机（IOS、Android）]。请扫描每个病例问题末尾的二维码进入。

· 由于视频是书籍的附属内容，不允许用户以外的对象擅自使用。

第 1 章

面向初学者的
皮肤科诊断学

从表面症状探讨红斑的诊断方法

请多多关照!

 你好,你的志愿是当内科医生是吧?

 虽然想当内科医生,但是对于皮肤问题,我想在一定程度上能够自己处理。

 因为今后可能会在没有皮肤科医生的医院工作。

 但是皮肤科诊疗太难了,我不太懂。虽然也看了一些教科书,但是……

 那么,我来说明一下皮肤科医生是如何诊断的吧!

那就麻烦您了。

 首先,你明白这 2 种皮疹的诊断吗? (图 1-1)

 嗯……我查一下教科书吧!

 可是,你不知道该看教科书的哪一部分吧?

 是的。想找外观相似的照片,可是怎么也找不到。

 这是很多初学者的绊脚石。让我们想一下,如何做才能掌握皮肤科的诊断吧!

1.1　皮肤科诊断学的必要性

无论是哪个诊疗科室,很多时候都会遇到皮肤问题。

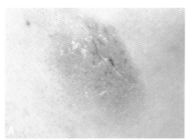

图 1-1　观察 2 种皮疹，考虑诊断结果

看到图1-1中的 2 幅皮疹照片，你会想到什么呢？

有人总觉得可能是"那个疾病"，但是"完全不知道"的人也很多。

而且很少有人能明确说明应该注意皮疹的哪些地方，应该考虑什么问题。

经常听到有人说，皮肤病的诊断很难，不是很明白。我一直认为，其原因之一可能是对于初学者能够高效率地学习皮肤科诊疗的教材太少。教科书对于掌握皮肤科的基础知识、了解疾病的典型临床症状是必不可少的。但是在实际临床中，不知道怎样应用那些知识，所以有时会感到不知所措。

如果要通过教科书诊断开头的 2 种皮疹，就只能和书中的图片进行对照。但是，要找出相同的图片又很困难。并且即使找到了非常相似的图片，很多人没有自信判定是否真是"那个疾病"。

另外，由于疾病是按病情排列的，外观相似的疾病（湿疹和白癣等）的阐述页数有时会相差数百页。因为鉴别外观相似的同类疾病也很重要，所以即使头脑里记住了教科书的照片，也很难作出皮肤科诊断。

因此，重要的是皮肤科诊断学的知识。在医学部重点学习了"这种疾病就有这样的症状"的诊断疾病的基础知识，在实际临床中，重要的则是从临床症状确定疾病名称的方法。在内科学中为了学习这样的技术，确立了内科诊断学这一科目。皮肤科也一样，从症状到得出疾病名称的皮肤科诊断学也很重要。

1.2 皮肤科医生的思考过程

刚开始学习皮肤科诊断学时，许多人被诸如"浆液性丘疹"这样晦涩难懂的术语困扰。皮肤科的诊断，"首先需要用精准的术语来描述皮疹"，因此，对其统一术语是原发疹、继发疹。以下罗列了皮肤科特有的术语：红斑、紫癜、白斑、色斑、丘疹、结节、囊肿、水疱、脓疱等（表1-1）。

原发疹和继发疹有时被比喻成字母。就像不认识字母就不能读英文一样，为了学习皮肤疾病，术语知识是必需掌握的。困难的是一个一个记住这些术语。

即使记住了术语，实际诊断时还存在很难明白它怎样与诊断相关联的问题。接下来，我将用正确的术语描述开头的2种皮疹。

表 1-1　表述皮疹的术语

原发疹	继发疹	其他病变
红斑	萎缩	苔藓
紫癜	鳞屑	苔藓样变
色斑	痂皮	局限性坏死
白斑	胼胝	乳头肿大
丘疹	鸡眼	糠疹
结节	瘢痕	干皮症
肿块	疤痕疙瘩	鱼鳞癣
水疱	表皮剥离	多形皮肤萎缩
脓疱	糜烂	硬化
囊肿	溃疡	
风团	皲裂	

A：表面附着细小鳞屑，伴有小面积的糜烂，鸡蛋大小且边界清晰的类似圆形红斑。

B：触摸到米粒至指甲大小的轻度浸润的红斑，呈分散状，部分愈合。

怎么样？我想没有人通过这个就能诊断吧！把术语与诊断相联系，是为了应用需要。字母虽然重要，但是只记住字母是看不懂英文的。同样，只记住正确的术语就能诊断也不成立[1]。

看到皮疹并进行正确描述，到皮肤科医生开始鉴别诊断之间存在着一定的思考过程。但这一思考过程却鲜有书籍进行阐述，这就是很多人觉得皮肤科诊断很难的原因。本书的目的是解释这一思考过程，同时尽可能省略详细的术语（图1-2）。

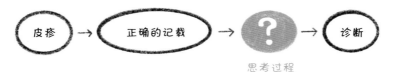

图 1-2　皮疹病诊断的思考过程

1.3　现有教科书与本书的不同之处

现有的教科书对广泛学习疾病的基础知识很有帮助，但是对于初学者来说，有时难以理解其编撰目的。皮肤科知识复杂深奥，涉及的范围非常广，但是日常诊疗中处理的疾病很有限，教科书的编撰原则是囊括所有的皮肤疾病，把不太实用的要点也一并罗列出来进行阐述。例如，没有隆起的平坦的皮疹被称为"斑疹"，且有多种分类。教科书中，并列记载着红斑、紫癜、白斑、色斑，且均等占有篇幅，而实际临床中遇到的频率最高的皮疹是红斑（图1-3）。

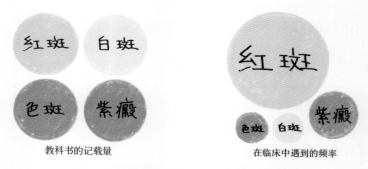

图 1-3　教科书中的记载量与实际临床中遇到的频率

　　因为红斑比其他斑疹覆盖更多的疾病种类，所以教科书对于红斑的阐述是不充分的。另外，色斑和白斑对非皮肤科医生来说遇到的频率并不高，要记住的内容在时间上可以往后挪一下。因此，本书没有采用以往百科全书式的编撰方法，而是以更具实践性的内容为目标，集中论述最常见的症状——红斑。

2 注意皮疹的表面症状

 为了诊断，的确有必要学习皮肤科诊断学。

 确实，教材上没有写看了皮疹之后应该考虑什么。

 教科书上只罗列了很多病例图片，很多都没有写诊断过程。

 那么，再看一下刚才的 2 种皮疹（图 1-4）。具体地说，两者有哪些不同呢？

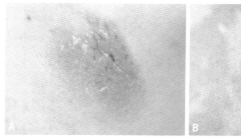

图 1-4　2 种皮疹有何不同？

 嗯，我知道外观不一样……

 两者的区别是诊断的重点。明白了这一点，就能够理解皮疹与病理之间的联系了。

2.1　表面是粗糙还是光滑？

接下来讲解红斑的诊断。请再看一遍皮疹的图片（图 1-4）。

图中所示A、B都是没有凸起的平坦的皮疹，所以像是斑。因为是红色的，所以是红斑。

虽然仅凭红斑粗糙还是光滑这一点不能完全诊断，但是不是多少有点明白A与B的症状差异了？这个差异是鉴别红斑的关键。前面已经解释过，即使在这里使用正确的术语表述皮疹，也很难与直接诊断建立联系。这是因为从皮疹的表现到诊断之间存在着一个没有被明示的思考过程，因此我想简明阐述当看到红斑时皮肤科医生的思考过程。

请注意这2张图片表面的性状，再对照着比较一次，A是"表面脱屑而粗糙"，B是"表面没有变化而光滑"，这样的差异大家都明白。其实谁都可以从表面的不同，推测出产生皮疹的病理和病因[2]。具体来说，表面粗糙的红斑可能是湿疹，表面光滑的红斑可能是药疹（图1-5）。

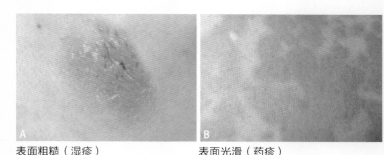

表面粗糙（湿疹）　　　　　　　表面光滑（药疹）

图1-5　注意表面的性状

大家在学生时代是如何学习内科的呢？理解疾病的病理生理，然后将其与症状联系起来，逻辑性地记忆。这种方法的优点是原理很有趣，且容易记忆。

但是，皮肤科的学习只是结合图片一对一地死记硬背，很容易成为无趣的科目。因此，本书尽可能加深逻辑性的理解，揭示皮疹产生的原理。

开始详细讲述皮疹与病理之间的联系前，为了方便理解，首先需要了解组织学的知识。大家在学生时代应该都学过，但考虑到很多人已经忘记了。为了更好地理解皮疹，复习一下组织学吧!

2.2　用于皮肤科诊断的组织学

　　皮肤大致分为3层。从人体表面开始，依次为表皮、真皮、皮下组织，各层有其固有的功能。简单地用示意图表示（图1-6）。

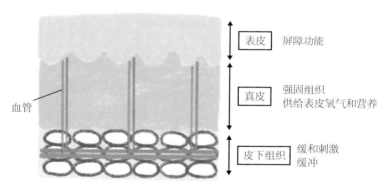

图 1-6　皮肤的结构

　　各层都具有怎样的功能呢？

　　表皮的屏障功能是维持生命不可或缺的重要功能。屏障功能有2种作用，一是防止体外异物侵入体内，二是防止体内水分流失到体外，具有防止身体干燥的作用。

　　接下来是真皮，真皮由结缔组织构成，赋予皮肤耐磨性。真皮中分布着丰富的血管，为表皮提供营养和氧气。此外还有神经、毛囊、汗腺、皮脂腺等器官，也承担着生理功能。

　　皮下组织位于3层结构的最底层，支撑着表皮和真皮。以脂肪组织为主体，起到缓冲外部冲击和隔热、蓄热等保温作用。

　　大家有没有想起来呢？组织学可能很枯燥，但是有了这些知识就可以从逻辑上理解皮疹了，所以请牢牢记住。

2.3 用于皮疹诊断的组织学

我们再从组织学的角度思考一下刚才提到的 2 种皮疹。首先，皮疹的红色是伴随炎症出现的真皮血管血流增加导致的，所以如果皮肤变红，你会发现皮肤有炎症。另外，粗糙的表面表示皮肤最外面的"表皮"有病变（图1-7）。

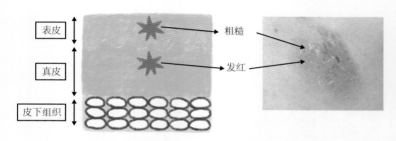

图 1-7 表面粗糙的红斑说明表皮存在病变

其次，红斑表面光滑时，表示"表皮"没有病变，也就是说从皮疹表面的症状可以看出病变的存在部位（图1-8）。

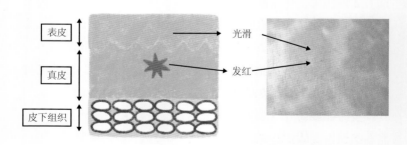

图 1-8 表面光滑的红斑说明表皮没有病变

如果知道病变的存在部位，就可以预测该病变源于哪个部位[3]。对于表皮有变化的情况，病变源于表皮；对于表皮没有变化的红斑，病变源于真皮。

源于表皮的疾病大部分是外源性的，由致病物质接触表皮引起（图1-9A）。典型的例子就是以接触性皮炎（变应性）为代表的湿疹。刺激性的接触性皮炎是由于致病物质对表皮细胞造成损伤，表皮细胞释放出各种细胞因子而引起的疾病。

源于真皮的疾病几乎都是内源性的，致病物质随着血流到达皮肤而引起（图1-9B）。典型的例子是药疹。

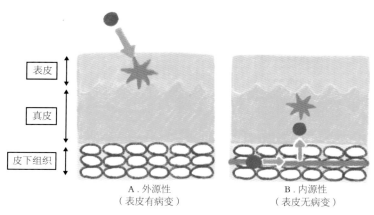

A. 外源性
（表皮有病变）

B. 内源性
（表皮无病变）

图 1-9　从病变的存在部位可以推断病因

药疹是由体内摄入的药物和其代谢产物导致（确切地说是由药物激活的抗原特异性T细胞游走引起）的皮疹。

综上所述，可以预测，表面粗糙的红斑A是外源性湿疹，表面光滑的红斑B是内源性药疹。因为这是非常简略的解说，所以也有很多例外。大家应该了解了皮肤科医生的一些思考过程。鉴别初发病变是在表皮还是真皮，作为诊断的第一步是最重要的。

这样从皮疹表面的症状就能知道病变的深度，从深度就能推测出病因（图1-10）。

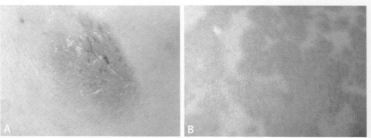

表面粗糙（湿疹）　　　　　　　表面光滑（药疹）

图 1-10　从皮疹的表面症状可以看出病变的深度，从深度推测病因

2.4　辨别红斑的练习

第2章以后，将详细解说关于各种各样红斑需要鉴别的疾病，在此之前，作为复习，我们来练习一下实际识别红斑的方法。

图1-11排列了很多红斑的图片。请注意表面的症状，试着分成2类。到目前为止，也许只能笼统地辨别为红斑，现在应该可以明确地分类了。

皮肤的病变无论是谁都能用肉眼看到，因此会错误地认为谁都能轻易地诊断疾病。但是，"看到的事情"和"有意识地观察到的事情"完全不同。这一点可以参考因纽特人的说法。据说居住在冰雪地区的因纽特人有数十种表达"白色"的语言。对于我们用一句话概括"白色"而无法区分的雪的颜色，他们却分得很仔细。

初学者以为自己看到了皮疹，但实际上根本没看到。像因纽特人能仔细分辨白色那样，为了能更好地辨别皮疹，训练是很重要的。为了能够有意识地观察皮疹，下面开始详细讲述红斑的识别方法。

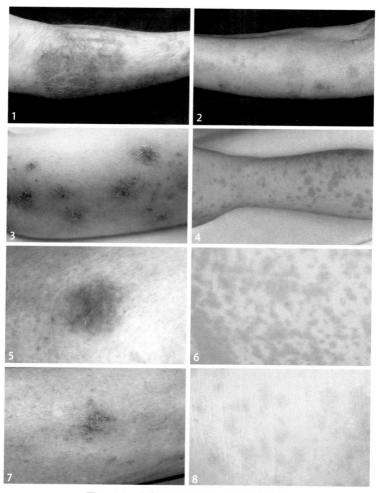

图 1-11　注意表面的症状，试着分为 2 类

1、3、5、7：表面有变化的红斑。

2、4、6、8：表面没有变化的红斑。

参考文献

[1] 梅林芳弘 . レジデントに伝えたい皮膚病変のみかたと診断への道筋—皮膚科医はいかにして診断にたどりつくのか? レジデントノート 11：1430-1436, 2010 NAID 40016938153.

[2] 戸倉新樹 . 皮膚免疫学を理解する（III）：皮膚疾患の病態を最近の話題から探る. 西日本皮膚科 69：284-289, 2007 NAID 10026635876.

[3] 北島康雄 . 皮疹の診かたの基本的ロジック. medicina 51: 786-791, 2014.

第 2 章

表面粗糙的红斑
（表皮的病变）

表面粗糙的红斑是湿疹，皮肤科诊断也许出乎意料地简单。

 也不能这么说。请看图2-1中的皮疹，你会有什么样的想法呢？
它们分别是湿疹、白癣、Bowen病。

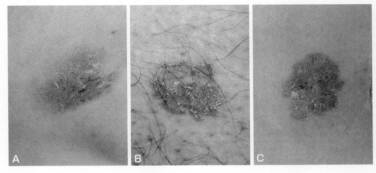

图 2-1　表面粗糙的红斑

 几乎看不出差异……不只是湿疹，还有各种各样的鉴别诊断，怎
么区分才好呢？

 最好不要把鉴别想得太容易。先说说表面粗糙的红斑有什么样的
鉴别诊断，然后在学习了病理生理之后再考虑鉴别方法吧！

1.1 表皮病变的鉴别诊断

第 2 章将详细解说表皮有病变的红斑。

红斑的表面粗糙，表明皮肤的外侧（表皮）存在病变。而
且在表皮有病变的情况下，可以考虑致病物质直接侵入了皮肤。

在第 1 章中解释过，看到这种症状时首先要想到湿疹。但是，
除了湿疹以外，还有一些需要鉴别的疾病（表 2-1）。

表 2-1　　表面粗糙的红斑的疾病类型
① 湿疹
② 感染病
③ 恶性肿瘤
④ 其他炎症性皮肤疾病（炎症性角化病）

请看图2-1。都是表面粗糙的红斑，外观看起来很相似，那么诊断是什么呢？

答案为：A 是湿疹，B 是白癣，C 是 Bowen 病。首先，症状与湿疹非常相似的疾病有皮肤感染病，其中最常见的一种皮肤真菌感染（皮肤真菌病）是白癣。为什么白癣这种皮疹与湿疹很相似呢？

一般来说，湿疹由身体对侵入皮肤的异物产生免疫反应而引起（图2-2A）。白癣同样是由于身体对真菌产生免疫反应而出现的皮肤症状。也就是说，虽然致病物质不同，但产生的病理是一样的（图2-2B）。因此，湿疹和白癣在很多情况下无法从外观上进行区别。

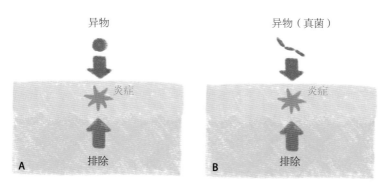

图 2-2　湿疹和白癣的病理

其次，需要鉴别的是表皮的恶性肿瘤。表皮细胞出现肿瘤时也会表现出与湿疹非常相似的症状（图2-3A）。Bowen病和乳房外Paget病等都属于这种类型。

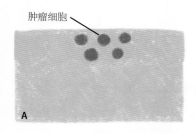
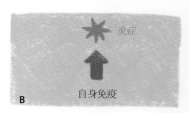

图 2-3　表皮恶性肿瘤和炎症性角化病的病理

另外，还有湿疹以外的炎症性皮肤疾病（炎症性角化病）。炎症性角化病是由自身免疫机制引起的表皮炎症（图2-3B），治疗方法与湿疹大体一样，遇到的频次也不高。因此没有必要最先想到这个病，但是希望大家知道有这样的疾病。

那么应该如何区分这些疾病呢？它们各自有细微的差异，熟练的皮肤科医生肯定能够区分这些疾病。虽然教科书上有详细的区分方法，但多数人会感觉很难。我认为初学者没有必要学会区分。

实际上，在临床实践中也有无法区分的病例，如果过于自信仅凭外观就能鉴别，很多情况下会自乱阵脚。当然，能通过外观进行鉴别是最好不过的，但学习鉴别方法也很重要。我认为对于初学者来说，在学习鉴别方法之前，建立外观以外的能够鉴别的方法很重要。为此，文中展示了诊断流程图。

1.2 确定鉴别诊断的顺序

　　表皮脱落而略显粗糙的红斑，需要考虑湿疹、真菌病、恶性肿瘤、炎症性角化病这 4 个病因。那么，应该如何鉴别这些疾病呢？

　　重要的是鉴别诊断时确定优先顺序。为了确定优先顺序，必须意识到疾病发生的发病率和严重程度。严重程度是指是否存在关系到生命预后的紧迫性，以及是否存在会留下后遗症这样的不可逆性。如果利用这 2 个轴，就可以将疾病划分为 4 个类别（图 2-4）。

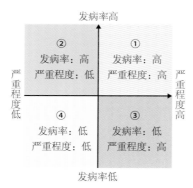

图 2-4　根据发病率和严重程度分为 4 类

　　我们首先仔细思考一下发病率的情况（表 2-2）[1]。

表 2-2　皮肤科就诊患者的比例 / %

·湿疹群	39%
·真菌感染群	13%
·恶性肿瘤群	4%
·炎症性角化病	5%

湿疹和真菌病的发病率高，恶性肿瘤和炎症性角化病的发病率低。

　　可以说，湿疹和炎症性角化病的严重程度很低。另外可以确定的是，恶性肿瘤的严重程度非常高。真菌病虽然与生命预后没有关系，但是与湿疹相比，严重程度相对较高。根据这些信息，可以将表面粗糙的红斑分为以下4类（图2-5）。

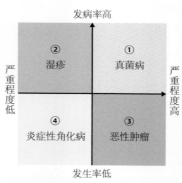

图 2-5　**表面粗糙的红斑分类**

　　首先进行发病率高的①真菌病、②湿疹的鉴别，需要通过真菌检查（直接镜检）精确地排除真菌病。如果从发病率考虑，排除真菌病之后最先进行湿疹的治疗比较好。如果仍然没有改善，考虑③恶性肿瘤，进行皮肤活检。在初期时可以不考虑④炎症性角化病。

鉴别的顺序：
①真菌病→②湿疹→③恶性肿瘤

　　这样的诊断过程被称为诊断推理，在内科诊断学中是很有名的方法，但在皮肤科不太被人熟知。关于诊断推理将在第5章进行详细解说（→190页）。

总而言之，按照如图2-6所示的流程图进行鉴别，遗漏较少，效率较高。这个流程图的特征在于并非根据外观进行判断。按照此流程进行诊疗，好处是遗漏较少。接下来详细解说各种疾病及诊断顺序。

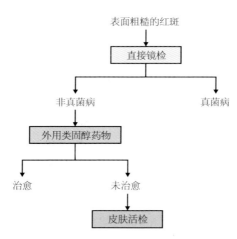

图 2-6　表皮病变的鉴别流程图

COLUMN 表面粗糙的鳞屑是什么

前文描述了表面粗糙的症状，为了理解皮肤病的病理，我想再稍微详细解说一下，虽然有些是专业性内容，但请跟着我的思路。

红斑表面粗糙的时候，皮肤会有什么样的变化呢？仔细观察 图2-7 可以看到，皮肤表面有一层薄薄的皮屑，像这样表面表现为白色的蜕皮称为鳞屑，表面粗糙意指表面"有鳞屑"。

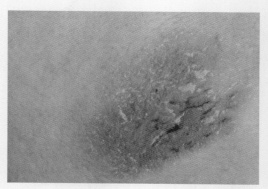

图 2-7　表面的变化

为什么会产生鳞屑呢？要知道其中的病因，需要利用组织学的知识。皮肤由表皮、真皮、皮下组织3层结构形成。刚才省略没讲，接下来我们进一步放大表皮，来看看微观结构吧！表皮分为基底层、棘细胞层、颗粒层、角质层4层（图2-8），从鳞屑这样的皮肤表面可以观察的变化是皮肤表皮的最外层即角质层的病变。

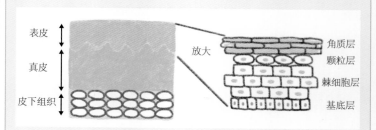

图 2-8　表皮结构

角质层是没有细胞核的死细胞层，覆盖在身体表面，防止水分向干燥的外环境流失。也就是说，通过角质层，身体的内环境得以维持。表皮细胞最重要的作用是分化形成角质层（图2-9）。

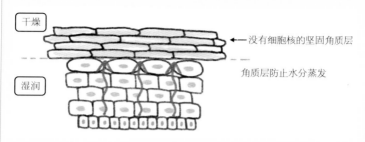

干燥

湿润

没有细胞核的坚固角质层

角质层防止水分蒸发

图 2-9　角质层的作用

但是，如果表皮细胞的分化过程发生异常，本来不应该存在的细胞核就会残留下来，出现角质层不完全角化，在黏附力减弱的地方大面积脱落。肉眼看到的剥落的角质层就是鳞屑（图2-10）。

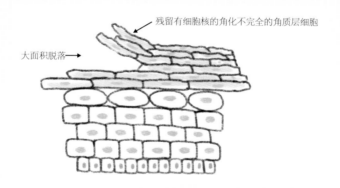

残留有细胞核的角化不完全的角质层细胞

大面积脱落

图2-10　鳞屑产生的机制

也就是说，鳞屑是表皮细胞发生异常的表现。比如湿疹是由于炎症导致表皮细胞受到损害，引起分化异常[2]。这会导致角质层不完全角化形成鳞屑。

其他造成分化异常的病理为细胞癌变，也就是恶性肿瘤。因癌细胞伴随分化异常，即使到达表层，细胞核也不消失，伴有鳞屑。关于这一点，后面再做详细说明（→53页）。

在病理组织中也能观察到这种角质层的异常（图2-11）。在角质层看到本不应该出现的细胞核的状态称为角化不全，在皮肤病理方面也很重要，在鳞屑中像这样的表现是非常重要的特征。

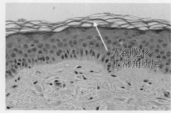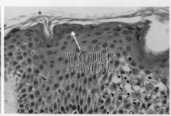

无细胞核
正常角质层

留有细胞核
异常角质层

图2-11　角化不全的病理组织影像

2 湿疹

 我们先来了解一下湿疹。

 这是皮肤科非常基础的疾病。在具有很多难以理解的疾病名称的皮肤疾病中，湿疹给人留下"比较简单"的印象。

 是啊！可以说湿疹相当于内科的感冒。但是如果咨询与湿疹相关的问题，回答起来应该很难吧？

 确实……

 我们先来了解一下湿疹的定义。另外，还有必要了解一下皮肤科特有的治疗方法——外用疗法。

2.1　湿疹定义

一般人都知道"湿疹"这个病名，它是皮肤疾病中最常听到的病名，占皮肤科门诊患者的 1/3 以上，是非常常见的疾病（图 2-12）[1]。

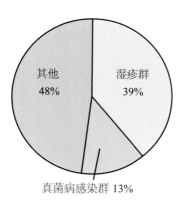

图 2-12　皮肤科门诊疾病分类

但是对于湿疹究竟是什么样的疾病，很少有人能明确回答，打开教科书一看，湿疹具备以下3个特点：①点状分布；②多样性；③瘙痒。但是听了这个说明，能轻松理解的人可能很少，因此试着用更简单的语言对其进行定义。

湿疹的定义：表皮的炎症。

这样就稍微容易理解了（也许会有"那感染病引起的炎症呢？"这样的异议，关于感染病稍后会做说明→第37页）。接下来再仔细思考一下。

表皮的炎症是由以淋巴细胞为主的炎症细胞引起的。那么，为什么炎症细胞会浸润表皮呢？这是为了将侵入表皮的异物排出到皮肤外。致病物质因个体病例而异，但湿疹的病理是排除异物的免疫反应（图2-13）。

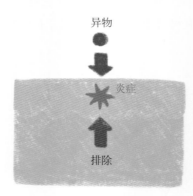

异物

炎症

排除

图 2-13　湿疹的病理

这样就容易明白湿疹的病理了。为了诊断，必须用肉眼判断表皮的炎症，为此有必要更详细地了解因湿疹的产生而引起的表皮变化。

　　湿疹三角（图2-14）详细显示了由表皮炎症引起的一系列变化和皮疹的类型，大家应该在教科书上见过。除了这张图所示的红斑以外，如果能确认其他各种各样的皮疹，并能确认表皮发生炎症，就可以明确地诊断为湿疹了。

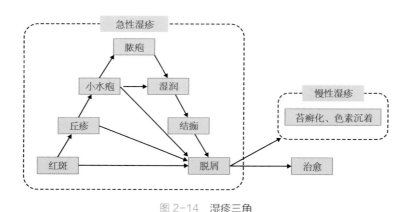

图 2-14　湿疹三角

　　问题是，对于初学者来说，要一一识别这一系列的皮肤症状非常困难。因此在本书中，为了即使记不住湿疹三角也能理解，尝试使用了"表面粗糙"的表达方式。这些表现最终会变成脱屑（鳞屑），引起皮肤表面发生变化。

2.2　湿疹的类别

　　简而言之，湿疹并不是单一的疾病，疾病分类涉及多个方面。因此有非常多的病名，或许这会让很多人感到混乱（表2-3）。接下来将介绍湿疹的命名方法。

表 2-3 　几种湿疹的病名

接触性皮炎	多发性湿疹
乏脂性湿疹	婴儿湿疹
瘀积性皮炎	过敏性皮炎
手部湿疹	脂溢性皮炎
尿布皮炎	钱币状湿疹
口周湿疹	汗疱性湿疹
摩擦性湿疹	Vidal 苔藓

　　湿疹有能取特定名字的，也有不能取特定名字的，不能取特定名字的情况下统称为"湿疹"。

　　在能命名的湿疹中，首先致病物质明确的是接触性皮炎。例如，如果明确是由于湿布导致发疹，可诊断为"湿布引起的接触性皮炎"。但如果在不清楚致病物质的情况下，可根据病因、发病部位、年龄、具有特征性的临床症状等进行分类（图2-15）。

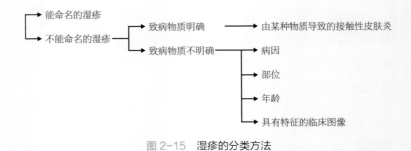

图 2-15 　湿疹的分类方法

　　根据部位的特征而命名的固定诊断名称有"尿布皮炎""手部湿疹"等，在特定年龄出现的情况有"婴儿湿疹"等（表2-4）。

表 2-4　**湿疹分类**

根据病因命名	乏脂性湿疹、瘀积性皮炎
根据部位命名	手部湿疹、尿布皮炎、口周湿疹、摩擦性湿疹、多发性湿疹
根据年龄命名	婴儿湿疹
根据特征性的临床症状命名	特应性皮炎、脂溢性皮炎、钱币状湿疹、汗疱性湿疹、Vidal 苔癣

在这里举个例子来说明。如何诊断图2-16呢?

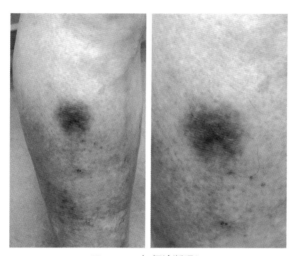

图 2-16　**如何诊断呢?**

　　表皮粗糙,可以看出是湿疹。没有相应的致病物质,应该不是接触性皮炎。另外,也没有部位和年龄这方面的特征。

　　那么有没有特征性的临床症状呢?其形状是圆形的。这种形状的湿疹被称为钱币状湿疹,所以它的诊断名称是钱币状湿疹。

　　再仔细看,浅表静脉很明显,可能有下肢静脉曲张。有可能是由静脉淤滞引起的病名为瘀积性皮炎的疾病。在这样的过程中命名了湿疹的病名。

不列入这些分类是因为不知道湿疹反应，不能命名疾病名称，所以只能单纯地叫"湿疹"。单纯的湿疹根据发病后的病程，分为急性湿疹和慢性湿疹。

需要强调的是，这种无法命名的湿疹也并非完全病因不明，大致的病理是可以预测的。湿疹的发病机制大致分为 2 种。

湿疹发生的机制：
① 过敏性皮炎；
② 刺激性皮炎。

过敏性皮炎主要表现为 Ⅳ 型过敏反应，致敏后发病。过敏后过敏原再次入侵时，效应 T 细胞通过血液循环到达皮肤，与表皮的抗原发生反应，分泌 IL-4、IL-13、INF-y 等细胞因子，引起炎症反应。

刺激性皮炎是由于非致敏物质的反复刺激而引发。因刺激而受损的表皮细胞释放各种细胞因子，炎症细胞向局部浸润，引起炎症反应，形成湿疹病变。

据推测，病因不明确的湿疹多数是刺激性皮炎中的一种，不是单一的病因，而是有摩擦和干燥引起的皮肤损伤、汗水的刺激等错综复杂的原因。

如果是皮肤科医生，不想用单纯的"湿疹"而是想取某种病名，很多情况下很难从症状上确定致病物质。实际上，门诊最常见的疾病是无法分类的湿疹，也就是没有被命名的湿疹病例。

虽说如此，寻找病因是非常重要的。例如，接触性皮炎是在一般诊疗中经常遇到的疾病，但如果忽视病因的确定，就会变得很难治。如果是湿疹病变，重要的是常怀疑为接触性皮炎而进行相应诊疗。可以推测的过敏原多种多样，所以日用品、兴趣爱好、药物使用史等与生活相关的问诊很重要。

简单说明一下其他具有代表性的湿疹的发病机制，概括来说，就是湿疹存在多种多样的病理。

（1）乏脂性湿疹[3]

随着年龄的增长，皮脂的分泌量下降。与之相伴随的是皮肤变得干燥，表皮屏障功能下降，抗原容易侵入表皮，导致引起免疫反应的炎症。

（2）脂溢性皮炎[4]

是由于皮脂的过剩分泌而出现皮炎的症状。在过量分泌的皮脂中，甘油三酯被皮肤常驻菌分解成刺激性脂肪酸等，这些物质会损害表皮细胞，引起炎症。

2.3 类固醇外用药

在诊断流程图中也包括治疗方法，因此必须了解湿疹的治疗方法。湿疹治疗的基础是以类固醇（steroid）药为主的外用疗法。

（1）外用药的作用机制

首先解说一下外用药的作用机制。外用疗法是以经皮肤给药达到病灶痊愈为目的的治疗方法，因其可以将药物直接投递至病灶，具有容易达到治疗有效浓度、全身副作用小等各种优点。经皮给药的药物，通过①表皮的方式（经表皮途径）、②毛囊和汗腺的方式（经附属器途径）这 2 种途径被吸收。

外用药的吸收途径：
① 经表皮途径；
② 经附属器途径。

如果考虑表皮面积，则经表皮途径的比例占大部分。在经表皮途径中，涂抹在皮肤上的药物从表皮到真皮上层逐渐渗透、吸收，吸收过程中存在的炎症细胞和表皮细胞被血管内皮细胞侵吞，外用药通过影响这些细胞的代谢而发挥药效（图2-17）。因此，最能使外用药发挥药效的是表皮的病变。即使渗透也只到真皮浅层，所以对从真皮深层到皮下组织的病变几乎没有效果。

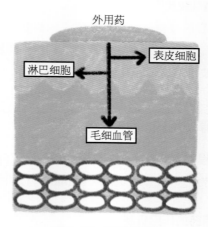

图 2-17　经表皮路径

另外，在骨科领域中使用的外用药（主要是NSAIDs）不是针对皮肤，而是针对肌肉、关节等组织开发的。因为其目的是向皮下传递药物，如何透过皮肤很重要，因此对制剂做了各种各样的改进来提高其透过皮肤的效果。需要注意的是，由于作用部位不同，用于骨科疾病与用于皮肤疾病的制剂设计有很大不同（图2-18）。

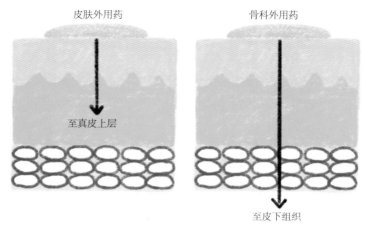

皮肤外用药　　　　　　骨科外用药

至真皮上层

至皮下组织

图 2-18　皮肤外用药和骨科外用药

　　我们知道，外用药根据使用部位的不同，吸收率也会有很大差异[5]。面部毛囊多，使得经附属器途径的药物吸收率增加。另外，由于足底角质层较厚，经表皮途径受阻，再加上没有毛囊，无法经附属器途径吸收，吸收率较低。因此，要根据病变的部位区别使用药性强弱不同的药物。

外用药的吸收率：
· 脸（毛囊多）→吸收率高；
· 足底（没有毛囊）→吸收率低。

（2）类固醇的作用

　　类固醇外用药对皮肤病的主要作用是抗炎和收缩血管。作为外用药经皮肤吸收的类固醇，能抑制以表皮内淋巴细胞为主的各种炎症细胞的活性，还能通过血管收缩作用降低真皮上层毛细血管的通透性，从而发挥抗炎作用。

也就是说，类固醇外用药是最适合治疗表皮炎症的药物，而对真皮深层到皮下组织的炎症效果较差。另外，类固醇有使感染病恶化的风险，所以即使是表皮的炎症，也不适合用于感染病。表皮的感染病有时与湿疹外观相似，所以在使用类固醇外用药时必须注意。

2.4 病例

这里为大家展示一个病例。想要复习前面内容的人，请试着解答一些病例问题。

病例 2-1：49 岁，女性

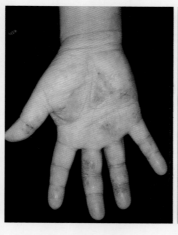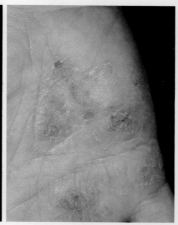

Q1：首先应该观察的要点是什么？

Q2：需要鉴别诊断的疾病是什么？

Q3：必要的检查是什么？

Q4：诊断是什么？

我们一边观察实际病例，一边学习皮肤科诊断。看到这张图片，你会想到什么呢？

 因为手上有红斑，所以是湿疹吗？

 除了湿疹，还需要鉴别哪些疾病？

 有必要进行更系统的皮疹诊断训练。只进行直观的诊断，不会提高皮肤科的诊断能力。首先因为是红色的斑点，所以叫红斑是对的。接下来应该观察的要点是什么呢？

 原来如此。要注意表面的性状！

 没错。表面的性状如何呢？

 表面附有鳞屑，很粗糙。

 表面粗糙，说明病变存在于表皮。那么如何鉴别诊断呢？

 存在表面变化的红斑，其鉴别诊断有湿疹、真菌病、恶性肿瘤。

 是啊，那先从发病率高的疾病开始考虑吧！

 发病率高的疾病，确切地说是湿疹和真菌病，但是不太像真菌病。

 仅凭外观不能鉴别湿疹和真菌病，必须用显微镜确认是否有真菌。关于真菌的检查稍后会做说明。

 我明白了。

 真菌检查是阴性，那么诊断是什么呢？

诊断是湿疹。

 虽然是湿疹没错,可是湿疹也有很多种,具体是什么样的湿疹呢?

 因为在手上, 所以是<u>手部湿疹</u>吗?

 湿疹有各种各样的分类方法。一种是根据部位的分类法, 这种情况下可以诊断为手部湿疹。但需要事先确认除此之外有没有其他致病物质。如果有明确的致病物质, 就可诊断为接触性皮炎。

 确诊为湿疹后, 分类也很重要。

 使用类固醇外用药应该可以治愈, 但是如果有什么特殊致病原因,只能暂时改善症状, 还会复发。湿疹很容易被人忽视, 但确实是一种很难治的疾病。

A1: 皮疹表面的性状。
A2: 湿疹、真菌病、恶性肿瘤。
A3: 真菌检查(直接镜检)。
A4: 手部湿疹。

解说视频

3 鉴别真菌病

 使用类固醇外用药之前，需要鉴别真菌病。那么，应该如何鉴别真菌病呢？

 接下来对真菌病的诊断和治疗方法进行讲解。在这之前，要学习真菌病的种类和特征。

3.1 皮肤真菌病

使用类固醇外用药治疗皮肤疾病时，必须注意感染性疾病。在皮肤感染中，特别难以与湿疹区分的是皮肤真菌病（图2-19）。

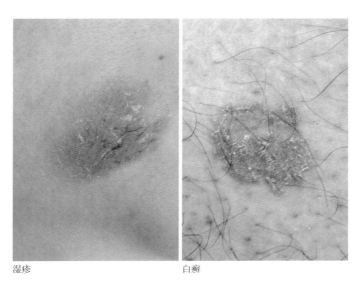

湿疹 　　　　　　　　　白癣

图 2-19 无法从外观上区别的 2 种皮疹

真菌附着于体表之后，侵入角质层，在高温多湿的环境下繁殖，因此表皮产生炎症，皮肤症状变得明显。也就是说，皮肤真菌病是宿主对作为异物的真菌产生的免疫反应（图 2-20）。

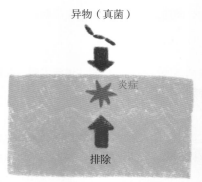

图 2-20　白癣的病理

　　这与湿疹的病理一样，所以说外观与湿疹相似。也就是说，针对湿疹使用类固醇外用药治疗时，首先需要排除皮肤真菌病。
　　皮肤感染的真菌有白癣菌、念珠菌、马拉色菌等，但在实际临床中遇到的几乎都是白癣菌（图2-21）[6]。

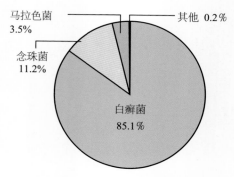

图 2-21　临床中常见的皮肤真菌病

　　从这里开始，主要解说皮肤的白癣菌感染病（白癣）。白癣菌生长于皮肤的各个部位，根据部位的不同命名疾病名称

（表2-5）。

表 2-5　白癣的种类

手	手癣
脚	足癣
指甲	甲癣
头部	头癣
身体	体癣
腹股沟	股癣

足癣的发病率最高，为57%，其次是甲癣28%、体癣7%、股癣6%[7]。白癣菌喜欢高温多湿的环境。足部很容易产生白癣，这是因为穿着袜子和鞋子，造成湿度增大[7]。

需要强调的是，这些真菌病当中需要与湿疹相鉴别的是体癣和股癣，生长毛发的部位上产生的癣病大体上呈环状扩大，并且中心显示出愈合倾向，环状周围有鳞屑附着（图2-22）。根据这种特征性的临床表现，可以作出一定程度的诊断。但需要强调的是，除非证明病变部位有真菌存在，否则不能作出确切的诊断。

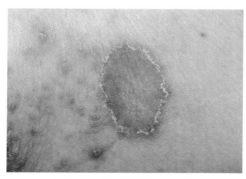

图 2-22　环状的皮疹（体癣）

若误用类固醇外用药治疗白癣，会抑制炎症，使症状变得不典型。这种白癣被称为非典型白癣。对于难治的病例，不局限于临床表现，进行真菌检查很重要。

证明真菌存在的方法有直接镜检和真菌培养。

真菌培养检查需要 2 周以上的时间，在临床工作中多使用能够当场确定诊断的直接镜检（图 2-23）。

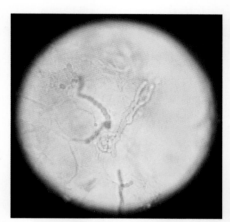

图 2-23　白癣的镜检图像

不少皮肤科医生都有过漏诊白癣的经历。我年轻时注重直接镜检，熟悉了诊疗之后，就理所当然地认为从临床症状就可以排除白癣而忽视了检查。

其实，对于初诊的患者很少漏诊，但是对于定期来门诊的患者就会疏忽。我曾遇到这样一个病例，最初是湿疹，但是不知什么时候并发了白癣。我大意地给并发白癣的患者开了类固醇外用药的处方，幸好被偶然诊察的另外一位医生及时发现了。

为了避免再次发生这样的事情，诊断湿疹的时候要积极进行镜检，不要漏诊了皮肤真菌病。

在进行皮肤科诊疗方面，必须进行真菌检查。诊断表面粗糙的红斑的第一步是直接镜检。通过检查，排除皮肤真菌病后，才能开始使用类固醇外用药（图2-24）。

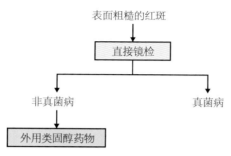

图 2-24　首先通过直接镜检鉴别真菌病

如果诊断为真菌病，外用抗真菌药是治疗的首选。体癣在大多数情况下伴随足癣和甲癣。在诊断为体癣时，一定要检查足部。如果不治疗足部，体癣会再次发生。

3.2　直接镜检的方法

这里解说直接镜检的操作。

需要准备的物品：
· 显微镜
· 氢氧化钾（KOH）溶液［也可使用有相同作用的替代品］
· 载玻片
· 盖玻片
· Adsen镊子

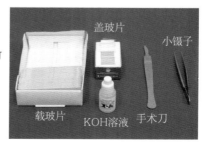

操作顺序：

（1）剥离病灶部位的角质层，放置在载玻片上；

（2）盖上盖玻片；

（3）在盖玻片与载玻片之间的空隙中注入 KOH 溶液；

（4）缓慢加温，溶解角质层；

（5）用显微镜观察。

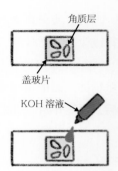

检查中需要注意的是：①知道从哪个部位采集容易发现病原菌；②能够准确判断菌要素和非菌要素。

适合作为检查材料的当然是存在菌类较多的皮肤部位，因为皮疹的中心部位没有病原菌，即使检查也不会得到阳性的观察结果，所以重点是采集皮损周围的鳞屑（图2-25）。

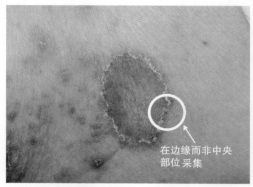

图 2-25　样本的采集部位

有时会把杂物和线头等误认为是真菌。真菌在分岔的时候会比较笔直地延伸，是略带绿色的有光泽的线状结构，虽然有弯曲但粗细均匀，界限明显。边界不清、粗细不均的不是真菌（图2-26）。

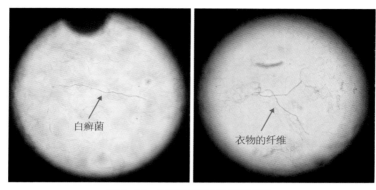

图 2-26　与白癣菌容易混淆的杂物

　　我在成为皮肤科医生后，掌握的第一个技术就是直接镜检。虽然不是特别难的检查，但是对于熟练判定很重要。发现了真菌的时候还好，找不到的时候就会犹豫是不是漏诊了。证明没有真菌比证明有真菌难得多，也就是所谓的不存在证明。要确切地说"检查是阴性"需要一段时间。我认为仅靠自学是很难的，所以若不是皮肤科医生，听听皮肤科医生的讲解会比较好。

3.3　不能进行真菌检查时怎么办？

　　虽然说真菌检查是必需的，但是在没有皮肤科医生的医院工作，可能会出现无法进行检查的情况。这时候该怎么办呢？接下来我将为大家讲解不能进行真菌检查时的应对方法。

　　如果认为是白癣，就开抗真菌药；如果没什么效果，就开使病菌减弱的类固醇；"如果病情恶化，请马上去皮肤科"——是不是也有这样应对的人呢？

　　在内科，不知道是感染病还是过敏的时候优先按照感染病处理是常规。但是需要注意的是，皮肤真菌病不适用这个常规。

在不知道皮疹是湿疹还是白癣的时候，治疗药物是选择类固醇和抗真菌药中的哪一个呢？

（1）选择抗真菌药物的情况

首先考虑选择抗真菌药的情况（图2-27）。

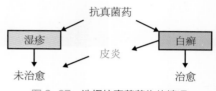

图 2-27　选择抗真菌药物的情况

如果皮疹是湿疹，当然治不好；如果是白癣，则可以治愈。但在有些情况下，白癣并不能被治愈，因为抗真菌药会引起接触性皮炎。图2-28 为使用抗真菌药物治疗股癣而引起接触性皮炎的病例。

也就是说，为诊断性治疗而使用抗真菌药，即使治不好，也不能判定是湿疹还是白癣。

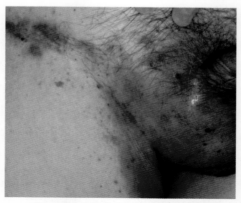

图 2-28　抗真菌药引起的接触性皮炎

（2）选择类固醇的情况

然后选择类固醇（图2-29）。

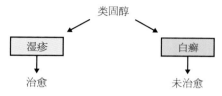

图 2-29　选择类固醇的情况

　　如果皮疹是湿疹，可以治愈；如果是白癣，则不能治愈。这作为诊断性治疗非常有价值。

　　在这里，经常被问到的问题是："感染病涂类固醇外用药没关系吗？"白癣菌的病原性很低，为局部感染，短期外用类固醇，发展成致命性全身感染病的可能性很低。另外，前面也说过，真菌病的皮肤症状由对异物的免疫作用引起，类固醇可以减轻炎症，有时会使症状暂时好转。但是真菌这种病菌会大肆增殖，一段时间后病情会急速恶化，所以类固醇的诊断性治疗只需要 1 ~ 2 周就可以了。

　　因此，在不知道皮疹是湿疹还是白癣的时候，治疗药物请选择类固醇。在没有确认是否存在真菌的情况下，不能使用抗真菌药。

　　另外，诊断性治疗不适宜使用抗真菌药物还有一个原因。那就是一旦外用抗真菌药，以后检查的时候就检测不出真菌了。有时内科医生介绍："虽然外用了抗真菌药，但还是治不好。"在这种情况下，无法区分是因为湿疹治不好，还是因为真菌病并发皮炎而治不好。并且在外用抗真菌药后进行检查，无法检测出真菌，最终导致难以进行诊断性治疗（图2-30）。

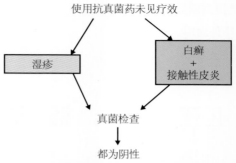

使用抗真菌药未见疗效

湿疹

白癣
+
接触性皮炎

真菌检查

都为阴性

图 2-30　使用抗真菌药后检测不出真菌

　　不要怀疑是白癣就开抗真菌药，而是怀疑是湿疹就开类固醇外用药，这样湿疹就会治愈。即使是白癣，之后去能进行真菌检查的医疗机构就诊，可以很容易地确定诊断。

3.4　病例

　　我来举一个病例。已经把前文内容复习了一遍的人，请试着解答病例问题。

病例 2-2：70 岁，男性

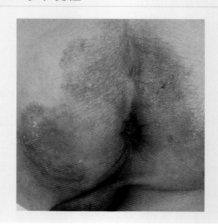

Q1：首先应该关注的要点是什么？

Q2：需要鉴别诊断的疾病是什么？

Q3：必要的检查是什么？

Q4：诊断是什么？

病例解说

 我们来思考一下这个臀部的皮疹。首先应该关注的要点是什么？

 因为是红斑，所以应该注意表面的性状。

 没错。表面的性状有什么样的特点呢？

 表面粗糙，提示表皮好像有病变。在鉴别诊断中发病率高的是湿疹和真菌病。

 看来你对皮疹的诊断有大体的了解。首先要从发病率高的疾病开始考虑，不用考虑发病率低的恶性肿瘤。那么接下来要做什么检查呢？

 是真菌检查。

 这个病例的真菌检查呈阳性，诊断为体癣。白癣是根据部位命名疾病的。如果在足部就是足癣，如果在头部就是头癣。因为这个病例是躯干部位，所以就是体癣。用外用抗真菌药进行治疗，治疗中有应该注意的地方吗？

 嗯……

 抗真菌药会引起接触性皮炎，所以一定要注意。如果治疗中病情出现恶化，一定要通知患者去就诊。认真的患者即使引发了接触性皮炎，也会继续涂外用药。但是如果把它说得太严重，患者会因为害怕而不敢涂，所以这是很难的。

 所以给患者说明时也得用心。

 是啊！在皮肤科诊疗中，教材中还有很多像这样的重点没有记载。对于体癣，其他需要注意的事项是什么呢？

 嗯⋯⋯

 体癣的患者大多会并发足癣，所以还要确认是否患有足癣。

 是的。如果不治疗足癣，体癣很有可能会复发。

 注意事项就是这个！仔细观察这个皮疹，红斑中有变成环状的部分（图1）。

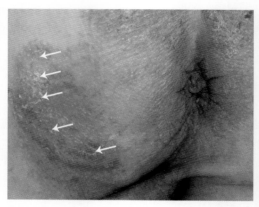

图 1

 这么说来⋯⋯

体癣的特征如图1所示，中央部痊愈，皮疹消退，变成环状。

 那么不做真菌检查也能作出诊断吗？

 说到底检查只能作为参考，不进行真菌检查是无法诊断的。这方面的相关内容将在下面的病例中解说。

A1：皮疹表面的性状。

A2：湿疹、真菌病、恶性肿瘤。

A3：真菌检查（直接镜检）。

A4：体癣。

解说视频

病例 2-3：72 岁，男性

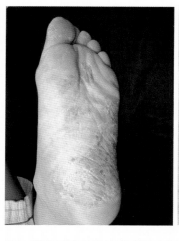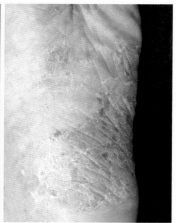

Q1：首先应该关注的要点是什么？

Q2：需要鉴别诊断的疾病是什么？

Q3：必要的检查是什么？

Q4：诊断是什么？

我们来继续看下一个病例。

 这次是脚底的红斑，好像是脚气。

 确实，看到这种皮疹，大多数人都会认为是足癣。但重要的是，要按照严谨的步骤进行诊断，因为直观诊断不会提高诊断皮肤病的能力。

 明白了。观察表面的性状，发现很粗糙。为了鉴别湿疹和真菌病，首先需要进行真菌检查。

 没错！这个病例进行了真菌检查，结果显示是阴性。根据临床表现诊断为皲裂性湿疹。

 什么？不是足癣吗？

 仔细分析，好像是由自身蜕皮，或者浮石摩擦等慢性刺激造成的。通过指导患者避免刺激、外用类固醇药物就可达到治疗效果。

 我可能会开抗真菌药。

 乍一看像白癣，但正是因为有这样的病才需要真菌检查。然而，针对这个病例外用抗真菌药会怎么样呢？

 病情会恶化吗？

 是的。湿疹外用抗真菌药，会急速加重症状。但是也有人会想："先使用抗真菌药，待病情恶化了再换用湿疹的治疗不就好了吗？"

 这就是所谓的诊断性治疗。用抗真菌药能治好就是白癣，治不好就是湿疹。

但是，用抗真菌药进行诊断性治疗存在很大的问题。

 是什么呢？

 在病例 2-2 中说明了使用抗真菌药可能会引起接触性皮炎。

 是这样的。

 也就是说，外用抗真菌药治疗白癣会引起接触性皮炎，使症状加重。

 是吗？也就是不能说"抗真菌药不起效果就是湿疹"。

 让皮肤科医生头疼的是，其他科室会抱怨说："使用抗真菌外用药，病情反而加重了"，根本无法判断原本的疾病是湿疹，还是因白癣而引起的接触性皮炎。

 做真菌检查不行吗？

 外用抗真菌药之后，检查的阳性率降低了，在这种情况下真菌检查没什么作用。

 原来是这样，一定要注意啊！

 在无论如何都不能进行真菌检查的情况下，比起抗真菌药，还是使用类固醇比较好。

 若是真菌病，误用类固醇真的没关系吗？

 确实，真菌病使用类固醇会使真菌增殖，但短期内不会致命。另外，真菌病的症状也有部分是由真菌引起的接触性皮炎，而类固醇外用药能暂时改善这种皮炎症状。

我明白了，我会记住的。

 使用类固醇的时候，一定要好好确认是否能治愈。

A1：皮疹表面的性状。

A2：湿疹、真菌病、恶性肿瘤。

A3：真菌检查（直接镜检）。

A4：皲裂性湿疹。

解说视频

4 类似湿疹的恶性肿瘤

 接下来是恶性肿瘤。

 恶性肿瘤具有癌症的特征，有必要与湿疹相鉴别吗？

 确实如此。"肿瘤即癌症"给人的印象很深刻，但是有必要知道有些皮肤恶性肿瘤不会形成癌症。我们来学习一下与湿疹相似的表皮内癌。

4.1 类似湿疹的表皮内癌

听到皮肤恶性肿瘤，你会想到什么症状呢？很多人可能会联想到图2-31所示的症状。

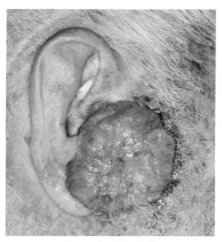

图 2-31　棘细胞癌

大多数皮肤恶性肿瘤会形成癌症。但需要注意的是，有些皮肤恶性肿瘤不会形成癌症。其中具有代表性的疾病是表皮内癌（上皮癌），它在组织病理学上可见异型细胞，但肿瘤细胞仅停留在表皮内（上皮内）。

　　癌变的表皮细胞出现分化障碍，即使到达上层，细胞核也不会消失，形成不完全的角质层（图2-32）。

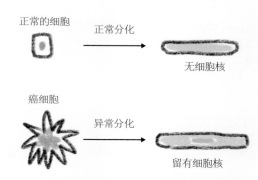

正常的细胞　　正常分化　　无细胞核

癌细胞　　异常分化　　留有细胞核

图 2-32　癌变后表皮细胞形成不完全的角质层

　　如上所述，癌变形成了鳞屑，有时很难与湿疹区分（图2-33）。为了正确地鉴别二者，需要进行皮肤活检。

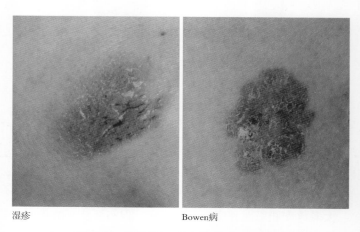

湿疹　　Bowen病

图 2-33　从外观上无法与湿疹区别的皮肤癌

如果长期放任表皮内癌发展，或者大意地将其当作湿疹进行治疗，就会发展为浸润癌。进一步发展，就会并发区域淋巴结转移和远处转移。

皮肤的表皮内癌包括日光性角化病、Bowen病、乳房外Paget病等。另外，皮肤T细胞淋巴瘤存在一种类型，即蕈样肉芽肿，在疾病早期也不会形成癌症而呈现斑状病变。这些恶性肿瘤在没有形成癌症的病变初期，要作出正确的诊断非常困难。因此，首先认识到存在着这种疾病很重要。

4.2 日光性角化病和 Bowen 病

首先解说具有代表性的表皮内癌，即日光性角化病和 Bowen 病。日光性角化病和 Bowen 病都是表皮细胞恶化的表皮内癌。

表皮内癌进一步发展为棘细胞癌，也被称为原位鳞状细胞癌（squamous cell carcinoma *in situ*）。

日光性角化病由长期的紫外线曝晒诱发，好发于老年人的裸露部位，特别是面部。这种疾病近年来随着人口老龄化，患者人数不断增加。

另外，Bowen 病的一部分似乎与人乳头状瘤病毒相关，但大部分病因不明，多发生在躯干和上下肢的非裸露部位。由于这 2 种疾病都呈现出与湿疹非常相似的病变，所以其与湿疹的鉴别很重要。特别是老年人的面部因干燥和皮脂等的刺激而容易形成湿疹，造成混淆，所以需要特别注意（图 2-34）。

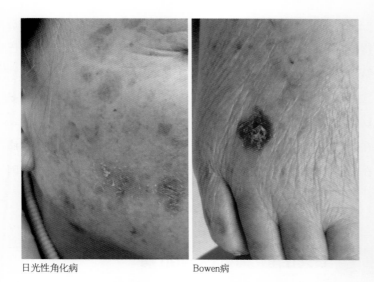

日光性角化病   Bowen病

图 2-34　日光性角化病和 Bowen 病

　　联想到子宫颈的增生异常发展为子宫颈癌的过程，更容易
让人理解日光性角化病和 Bowen 病发展为棘细胞癌的过程（图
2-35）。

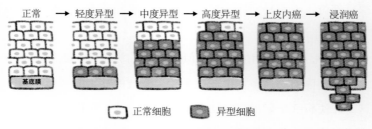

正常 → 轻度异型 → 中度异型 → 高度异型 → 上皮内癌 → 浸润癌

基底膜

□ 正常细胞　　■ 异型细胞

图 2-35　子宫颈癌的发展过程

　　与子宫颈的 CIN（cervical intracpithelial neoplasia，官颈上
皮内瘤变）一样，有人称日光性角化病为 KIN（keratinocytic
intraepidermal neoplasia，表皮内角化细胞瘤）[8]。Cockrell 认为，

日光性角化病和 Bowen 病都为表皮内棘细胞癌的一系列病变，分为 KIN1（表皮下 1/3 存在异型细胞）、KIN2（表皮下 2/3 存在异型细胞）、KIN3（表皮全层均有异型细胞），其中 KIN2 相当于现在的日光性角化病，KIN3 为上皮内癌，相当于 Bowen 病。如果突破基底膜继续分化，就会变成棘细胞癌（图 2-36）。类似这样，将表皮内癌与子宫颈癌进行对比，更容易直观地理解。

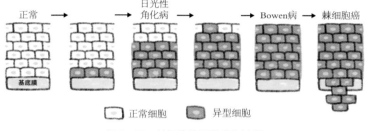

图 2-36　棘细胞的异常分化过程

应该明确区分日光性角化病与 Bowen 病。但是因为两者都是表皮内棘细胞的早期病变，治疗方法也相似，在实际临床中鉴别不会成为很大的问题。这里将从一系列病变的角度进行解说。

4.3　乳房外 Paget 病

乳房外 Paget 病虽然发病率很低，但也要简单说明一下。乳房外 Paget 病是源于顶泌汗腺分化的表皮内癌，发生在外阴和肛周。进一步浸润到真皮内的称为 Paget 癌。乳房外 Paget 病多呈边界清晰的不规则红斑，并伴有鳞屑、痂皮、糜烂（图 2-37）。

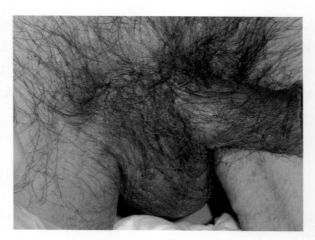

图 2-37　乳房外 Paget 病

　　因为伴随着瘙痒，所以作为湿疹进行治疗时多会出现问题。也有进一步并发皮肤真菌病的病例，即使通过直接镜检检出真菌，也不能完全排除本病。看到难治性的外阴红斑的时候，一定要想到本病。

　　看清表皮内癌与湿疹的微妙差异，并将其与诊断相联系是皮肤科医生的重要职责，但这并不意味着一定可以准确地鉴别。首先需要知道一些与湿疹很难区分的恶性肿瘤。

4.4　恶性肿瘤的诊断流程图

　　为了明确诊断表皮内癌，皮肤活检是非常重要的。尽管如此，当看到疑似湿疹的病变时，也不能经常进行活检。那么，如何处理表皮内癌呢？

　　这里非常重要的是，参照第2章"1.2确定鉴别诊断的顺序"（→19页）的解说，对鉴别诊断进行优先顺序排列。首先需要鉴别发病率高的真菌病和湿疹，精准地排除真菌病。从发病率来看，在排除真菌病后首先进行湿疹治疗比较好。如果病情没有好转，就考虑恶性肿瘤，进行皮肤活检。

那么，外用类固醇多长时间比较合适呢？我通常以2周为一个时间段。在特应性皮炎的研究中，湿疹病变的炎症细胞在外用类固醇最多2周后变得正常[9]。

根据这个数据，湿疹病变大多在2周内改善，2周以上没有治愈时需要考虑湿疹以外的疾病（图2-38）。

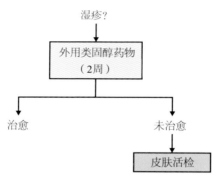

图 2-38　类固醇外用无效而进行皮肤活检

5 湿疹治不好时应考虑的情况

 首先当作湿疹进行治疗，如果治不好就怀疑是恶性肿瘤。

 是啊！但是湿疹治不好不仅仅是误诊的情况，这里存在皮肤科特有的困难。

 皮肤科特有的……？

 这是由于使用外用药治疗而引起的问题。如果不知道这一点，就无法顺利进行诊疗。

5.1 外用类固醇治不好湿疹的原因

前面说过，外用类固醇 2 周以上湿疹不见好转时，要考虑恶性肿瘤的可能性，但是在实际治疗过程中会发现还有其他的情况。在这里，重点强调在进行皮肤活检之前必须考虑的一些问题。

外用类固醇不能治好湿疹的情况，除了误诊以外，还有2个原因[10]。

外用类固醇治不好湿疹的原因：
① 误诊；
② 致病物质未消除；
③ 涂抹方法不当。

关于①，在前文中已进行了解说。另外，直接镜检发生假阴性的概率为15%，除了恶性肿瘤以外，也会存在漏诊真菌病的可能性[11]，根据情况需要再次进行真菌检查（图2-39）。

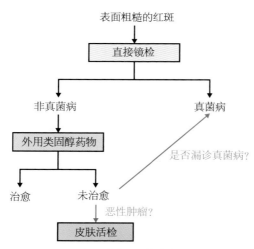

图 2-39　类固醇外用不能治愈湿疹的情况

关于②，若是接触性皮炎，类固醇外用暂且可以治疗，但是由于再次接触致病物质又会产生皮疹，所以无法治愈。难治性湿疹可能具有某些潜在的病因，所以进行详细问诊很重要。

湿疹治疗的误区③，在实际临床中这种情况最多。

有转院来的患者说："医生开了类固醇软膏治疗湿疹，但是治不好"。当询问使用了多少管药膏时，竟会被告知"还没有用完1管"。这种时候，指导患者如果1天使用2次有点黏糊糊的外用药膏，大约1周时间就会治愈。

外用药如果没有在正确的剂量和时间段下使用，就不会有明显的效果。虽然这是理所当然的事情，患者在很多情况下却没有做到。外用药的使用方法有3个窍门，如下所示。

外用药的正确用法：
① 正确的量；
② 正确的时间；
③ 适当强度的药。

首先，①正确的量，向患者说明合适的确定外用量的方法，常用的是 FTU（finger tip unit）这个方法。具体来说，从管内挤出从食指的指尖到第一关节的量（约 0.5g），相当于成人的手上放 2 枚 1 分日元硬币（约占成人体表面积的 2%）的量（图 2-40）。

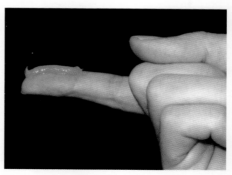

图 2-40　FTU

由于 FTU 的量根据药管的大小不同而不同，所以也有对 FTU 持否定意见的。但是这种方法容易得到患者的理解，可以作为指导外用药的便利工具使用。

除了外用量，还有一个重要的因素是②正确的时间。有必要事先准确地告诉患者"要外用到什么时候"，或"什么时候可以停止外用"。

针对特应性皮炎患者的研究表明，炎症缓解时，正常的皮肤上也残留有炎症细胞，如果在这种状态下停止外用，短时间内皮疹就会复发[12]。

实际上，大多数情况下，发红发痒会较快地好转，但皮肤的粗糙感仍然存在（摸起来很硬）。这表示炎症还存在，即使不发红发痒，最好持续外用几天，直到硬度消失。

也有医生会给患者这样的指示："好了就可以停药了。"

这样的指示表明其不知道合适的外用时间。急性湿疹病变1~2周就能得到治愈，但在这之前即瘙痒消除的阶段，患者可能就停止使用外用药了。

当然，也有必要使用③适当强度的药。一般情况下，因为类固醇外用药的作用强度与引起局部副作用的容易程度有关，因此会看到因过度担心副作用而使用作用强度不足的类固醇外用药的案例。但是，如果药效不足，皮疹的症状不会减轻，就需要长期使用，反而会增加副作用的风险。所以选择能抑制炎症且效力充足的类固醇很重要。

在教科书上查看湿疹的治疗方法，发现只写着"进行类固醇外用治疗"。但是所谓的外用疗法，不只是开外用药处方，而是将其与外用指导结合而发挥疗效的治疗方法。湿疹治不好的时候，首先需要确认外用是否适宜，并进行外用指导（图2-41）。若想知道外用指导的详细内容，请访问COLUMN（"提高顺应性和外用指导的技巧"→67页）。

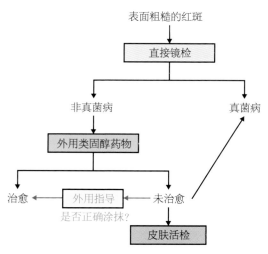

图 2-41　正确使用外用药

5.2 病例

　　在这里分享一个病例。暂时想要复习前文内容的人，请试着解答病例问题。这是真菌检查阴性且类固醇外用无效的病例。

病例 2-4：75 岁，女性

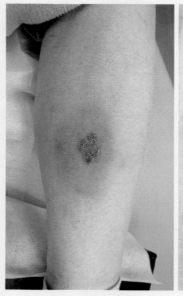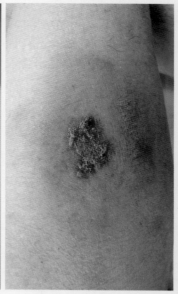

Q1：首先应该观察的要点是什么？
Q2：需要鉴别诊断的疾病是什么？
Q3：必要的检查是什么？
Q4：诊断是什么？

病例解说

 这是本章最后的病例。

我已经习惯这个流程了。这是小腿上的红斑，表面很粗糙。

 没错。

 首先考虑湿疹和真菌病。真菌检查的结果如何？

 真菌检查呈阴性。

 那么诊断为湿疹，开类固醇外用药。

 你说的没错。但是这个病例用类固醇外用药没有效果。

 什么……那么是白癣吗？

 在这个病例中，需要学习使用类固醇外用药治疗无效时的思考方式。湿疹治不好的原因有以下 3 个：①误诊；②致病物质未消除；③涂抹方法不当。

 这种情况下应该怎么办呢？

 首先考虑是否是涂抹方法错误。因"其他医院开的药没有效果"而转至本院的患者特别地多，但其中有不少人没有正确涂外用药。这样的患者只要 1 天认真涂 2 次就可痊愈。

 您说得对。

 不过从这个病例来看，没有正确涂药的可能性很低。其次要考虑没有消除致病物质的可能性，也就是接触性皮炎。外用类固醇虽然暂时得到了治愈，但是因为再次接触致病物质而又产生了皮疹，所以无法彻底治愈。

药虽然有效，但复发了。

 但是这个病例是接触性皮炎的可能性也很低。

 这样的话，是诊断错了吗？

 有可能忽视了真菌。再进行一次真菌检查很重要，但是存在表皮变化的红斑。其鉴别诊断除了湿疹和白癣之外，还有 1 个。

 是恶性肿瘤吗？

 你说得对。这种情况下要考虑 Bowen 病等恶性肿瘤的可能性。为了诊断，必要的检查是什么？

 皮肤活检。

 该病例通过皮肤活检诊断为 Bowen 病，后经手术切除病变而得到治愈。

 看起来像湿疹但有可能是恶性肿瘤。这很难分辨……

 如果仔细观察会发现，角化比较严重，边界比较清楚，这与湿疹的外观有微妙的不同。但是初学者很难区分，皮肤科医生也有分不清的时候。

 如果忽视就太可怕了，所以只能不断地做活检。

 但大部分是湿疹，恶性肿瘤只占极小一部分。虽说恶性肿瘤很可怕，但也不能对所有的湿疹都做活检。

 确实是这样。

最好先当作湿疹治疗，治不好的时候再进行活检，所以不是开类固醇外用药就完成诊治了，必须仔细观察病情发展。

A1：皮疹表面的性状。
A2：湿疹、真菌病、恶性肿瘤。
A3：真菌检查（直接镜检），皮肤活检。
A4：Bowen 病。

解说视频

COLUMN 提高顺应性和外用指导的技巧

　　不知道大家有没有给自己涂过药膏，一涂就知道外用疗法十分麻烦。如果让我每天都涂药膏，我也没有信心坚持下去。因此，如果有患者没有正确使用外用药，我也不觉得奇怪。

　　有一个词叫顺应性。顺应性是指"患者赞同治疗并积极接受治疗"，一般用作表达遵守服药医嘱（指导）的词语。外用药的顺应性比内服药低[13]。

　　那么，外用药的使用率实际是多少呢？据说已经研发出"外用药使用检测"的电子芯片（medication event monitoring system，MEMS），使用这个芯片记录软膏从软管中取出的情况，就能知道是否使用了外用药。下面介绍使用MEMS的研究情况。

　　在对手部湿疹患者进行3周观察的研究中，内服药的使用率为94%，而外用药的使用率为78%[14]。如果进一步延长观察，在12周的时候外用药使用率下降至42%。但是在调查期间，患者自己报告的外用药使用率却一直超过90%。这一结果表明，患者有可能没有告诉医生真相，同时，患者认为"涂得很好"，也有可能和医生期待的不一样。

　　为了通过外用药达到预期的治疗效果，仅仅开处方是不够的。

在此介绍几项有关顺应性的研究，希望对外用指导有帮助。患者在接受诊疗后，随着时间的流逝，其顺应性逐渐下降。但是，下次就诊的日子一临近，可能又会好好涂药了[15]。我认为只要在预约复诊的使用方法上下功夫，就有可能提高顺应性。

另外，根据调查顺应性相关因素的研究显示，对类固醇的不安感与顺应性呈负相关[16]。的确，转院来的患者中有一定数量的人"因为害怕类固醇而不敢涂抹"。关于类固醇，进行适当说明也很有必要。

改变外用药的种类也是提高顺应性的方法之一。这里分享一个对慢性皮肤病患者长期进行外用疗法的研究[17]，根据这篇论文，仅更换外用药的生产厂家就能使顺应性上升，从而改善皮疹。在外用量不足而导致皮疹没有好转的情况下，可以尝试更换外用药的生产厂家和种类而达到效果。对于转院的患者来说，好不容易换了医生，但如果开的药和以前的医生一样，涂药的意愿就不会很高了。

最有效的是，在实际临床中进行外用操作并演示涂抹方法。将以上的方法进行总结，试着在门诊后和护士一起实践外用疗法吧！

提高患者顺应性的方法：

① 预约复诊的纳入；

② 对类固醇的适当说明；

③ 改变外用药的种类；

④ 演示涂抹方法。

6 其他的炎症性皮肤疾病

 最后，我们来看一下角化性皮炎。

 不太熟悉这种疾病。

 寻常性银屑病、扁平苔藓、毛孔性红色糠疹等有难度的病名很多，有人看一眼就会觉得头疼。我认为初学者没有必要学习得太详细，但是希望对银屑病（牛皮癣）有所了解。

6.1 角化性皮炎

除了目前为止解说的疾病之外，还有表皮炎症性疾病如角化性皮炎。如果是实习医生或非皮肤科医生，可能很难作出这样的诊断。因为类固醇外用药对这类疾病几乎都有效，所以即使不能确定是湿疹，治疗上也没有问题。

但是，如果想要进行常规的皮肤科治疗，就需要得到确切的诊断。但是，打开教科书上的角化性皮炎的章节会发现，书上罗列着寻常性银屑病、扁平苔藓、毛孔性红色糠疹等，光看这些晦涩难懂的病名就让人头疼（我也觉得角化症难……）。

在临床中遇到角化性皮炎的概率是多少呢？（表2-6）[1]。

表2-6 皮肤科就诊患者中角化性皮炎所占的比例

银屑病	4.4%
扁平苔藓	0.3%
其他	0.6%

角化性皮炎中特别多的是银屑病，而遇到其他疾病的概率比较低，在日常诊疗中了解银屑病即可。这里只讨论银屑病。

银屑病

银屑病有几个亚型，主要以关节症状为主，但这里只介绍最常见的寻常型银屑病。

银屑病是由自身免疫引起的表皮炎症性皮肤疾病。大家可能不太熟悉，但是在皮肤科就诊的患者中占有一定的比例，是皮肤科医生经常看到的疾病。

银白色的厚鳞屑附着的红斑好发于身体各个部位，特别是胳膊肘、膝盖等容易受刺激的部位（图2-42）。其和湿疹一样，由于是表皮的病变，附着鳞屑。其他的特征是怎样产生的呢？首先对银屑病的病理进行解说。

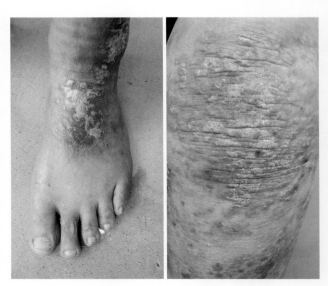

图 2-42　寻常性银屑病

银屑病患者的T细胞（主要是Th17细胞）活化，T细胞产生的IL-17、IL-23等细胞因子在表皮引起炎症的同时，使表皮细胞增生亢进。表皮细胞向上方移动通常需要 2 周时间，而增生亢进的细胞则以约7倍的速度到达角质层（图2-43）。

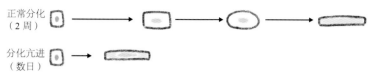

正常分化
（2 周）

分化亢进
（数日）

图 2-43　银屑病患者的表皮细胞

因此，正常分化所需时间不足，就形成了细胞核残留的不完全角质层。另外，由于角质层细胞过度生成，角质层肥厚，容易剥落，变成易剥落、有特征的厚厚的银白色鳞屑（图2-44）[18]。

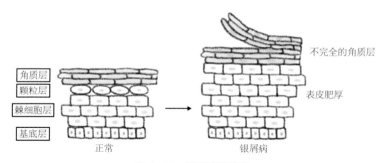

角质层
颗粒层
棘细胞层
基底层

不完全的角质层

表皮肥厚

正常　　　　　　　　银屑病

图 2-44　银屑病的表皮

银屑病的诊断没有明确的标准，通常从皮疹的外观入手。从特征性的临床症状开始诊断会比较容易，不过也存在非典型皮疹与湿疹难区分的情况。

70% ～ 80%的银屑病患者是轻症，只需外用治疗就可能得到控制[19]。

因此，即使是容易混淆的病例，只要是轻症就可以使用类固醇外用药物治疗湿疹和银屑病。

　　由于银屑病重症（图2-45）的治疗选项增加（表2-7），所以在很难通过外观进行诊断时，通过皮肤活检确定诊断。

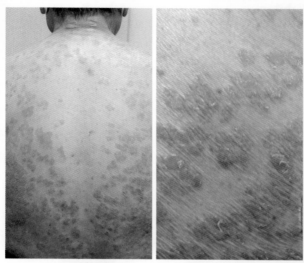

图2-45　银屑病重症

表2-7　外用药以外的银屑病的治疗方法

· 紫外线治疗

· PDE4 阻滞药

· 免疫抑制药

· 生物制剂

最后通过流程图总结本章的内容（图2-46）。

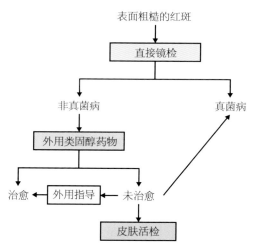

图 2-46 表皮病变诊断的流程图

　　红斑表面粗糙表示表皮有病变。在表皮形成病变的疾病有湿疹、真菌病、恶性肿瘤、角化性皮炎4种，鉴别的顺序是：①真菌病→②湿疹→③恶性肿瘤→④角化性皮炎。角化性皮炎的发病率很低，初学者在初期阶段可以不考虑鉴别。

　　诊断的顺序，首先为了真菌病与湿疹的鉴别需要进行真菌检查。如果可以排除真菌病，可以先按照湿疹进行治疗，使用类固醇进行外用治疗。如果是湿疹，1~2周内应该能治愈。

　　在没有治愈的时候考虑3种情况：①误诊；②没有去除致病物质；③涂抹方法不当。请先确认外用药是否使用正确，如果没有正确充分使用外用药，可以通过指导达到治愈的目的。

　　如果涂抹方法没有问题，就要考虑误诊的可能性。可能是漏诊了真菌病，需要再次进行真菌检查。如果不是真菌病，就要怀疑是恶性肿瘤，进行皮肤活检。

参考文献

[1] 古江增隆, 山崎雙次, 神保孝一, 他 . 本邦における皮膚科受診患者の多施設横断四季別全国調査 . 日本皮膚科学会雑誌 119 : 1795-1809, 2009 **NAID** 130004708682.

[2] 阿南隆, 福本隆也 . 海綿状態を伴う皮膚炎 (spongiotic dermatitis) . 病理と臨床 32 : 230-235, 2014.

[3] 山本明美, 井川哲子 . 老人性乾皮症 . medicina 51 : 922-925, 2014.

[4] 中島喜美子 . 脂漏性皮膚炎, 接触性皮膚炎 . medicina 51 : 894-897, 2014.

[5] Feldmann R J, Maibach H I . Regional variation in percutaneous penetration of 14C cortisol in man. J Invest Dermatol 48 : 181-183, 1967 **PMID** 6020682.

[6] Shimoyama H, Sei Y . 2016 Epidemiological Survey of Dermatomycoses in Japan. Med Mycol J 60 : 75-82, 2019 **PMID** 31474694.

[7] Ide M, Ninomiya J, Ito Y, et al . Experimental studies on the penetration into the human stratum corneum of the dermatophyte. Nihon Ishinkin Gakkai Zasshi 40 : 93-97, 1999 **PMID** 10234080.

[8] Cockerell C J . Histopathology of incipient intraepidermal squamous cell carcinoma（"actinic keratosis"）. J Am Acad Dermatol 42 : 11-17, 2000 **PMID** 10607351.

[9] Bangert C, Strober B E, Cork M, et al . Clinical and cytological effects of pimecrolimus cream 1% after resolution of active atopic dermatitis lesions by topical corticosteroids : a randomized controlled trial. Dermatology 222 : 36-48, 2011 **PMID** 21150167.

[10] 渡辺晋一 . 最終講義 難治性アトピー性皮膚炎患者の治療から見えてきたわが国の皮膚科治療の問題点 . 皮膚科の臨床 59 : 1517-1526, 2017 **NAID** 40021320431.

[11] Sahoo A K, Mahajan R . Management of tinea corporis, tinea cruris, and tinea pedis : A comprehensive review. Indian Dermatol Online J 7 : 77-86, 2016 **PMID** 27057486.

[12] Tang T S, Bieber T, Williams H C . Are the concepts of induction of remission and treatment of subclinical inflammation in atopic dermatitis clinically useful? J Allergy Clin Immunol 133 : 1615–1625, 2014 PMID 24655575.

[13] Furue M, Onozuka D, Takeuchi S, et al . Poor adherence to oral and topical medication in 3096 dermatological patients as assessed by the Morisky Medication Adherence Scale–8. Br J Dermatol 172 : 272–275, 2015 PMID 25154923.

[14] Krejci-Manwaring J, McCarty M A, Camacho F, et al . Adherence with topical treatment is poor compared with adherence with oral agents : implications for effective clinical use of topical agents. J Am Acad Dermatol 54 (5 Suppl) : S235–236, 2006 PMID 16631951.

[15] Carroll C L, Feldman S R, Camacho F T, et al . Adherence to topical therapy decreases during the course of an 8-week psoriasis clinical trial : commonly used methods of measuring adherence to topical therapy overestimate actual use. J Am Acad Dermatol 51 : 212–216, 2004 PMID 15280839.

[16] Aubert-Wastiaux H, Moret L, Rhun A L, et al . Topical corticosteroid phobia in atopic dermatitis : a study of its nature, origins and frequency. Br J Dermatol 165 : 808–814, 2011 PMID 21671892.

[17] 藤田英樹, 三井彩, 上嶋祐太 . 臨牀研究 尋常性乾癬患者に対する活性型ビタミンD3外用薬ローテーション療法におけるカルシポトリオール軟膏とマキサカルシトール軟膏の比較検討. 臨牀と研究 91 : 299–303, 2014 NAID 40019987224.

[18] 北島康雄 . 乾癬表皮病態の考え方：表皮ホメオスターシス乾癬シフト. 日本皮膚科学会雑誌 118 : 2527, 2008 NAID 10025378097.

[19] Schön MP, Boehncke WH . Psoriasis. N Engl J Med 352 : 1899–1912, 2005 PMID 15872205.

第 **3** 章

表面光滑的红斑
（真皮层的病变）

1 真皮病变的诊断流程图

 接下来是表面光滑的红斑。

 与表面粗糙的红斑相比，这相当难。

 难在哪里？

 首先要鉴别的疾病非常多，而且也没有能准确鉴别的检查。看到图 3-1 你会怎么想呢？

 完全分辨不出来啊……怎么诊断呢？

 先解说一些鉴别诊断的方法，然后阐述对诊断很重要的中毒疹的思考方法。

1.1　真皮病变的鉴别疾病

第 3 章将详细解说没有表皮变化的真皮病变。

红斑表面光滑，表示皮肤的外侧（表皮）没有病变，只有内侧（真皮）有病变。一般认为，在表皮没有病变的情况下，致病物质会随着血流到达皮肤，也就是内源性的皮疹。因此，这种类型的红斑在全身出现的情况比较多。

在第 1 章中，说明了看到这种症状的时候，首先想到的是药疹。内源性皮疹的致病因素其实有很多种。真皮病变的病因大致可分为 3 种病理（表 3-1）。

表 3-1	引起真皮病变的疾病
① 药疹	
② 感染病	
③ 胶原病（自身免疫性疾病 / 自身炎症性疾病）	

请看图 3-1，知道诊断是什么吗？分别是药疹、感染病（麻疹）、胶原病（成人 Still 病）。它们表面都是光滑的红斑，外观看起来一模一样。即使是皮肤科医生也几乎不可能区分清楚。

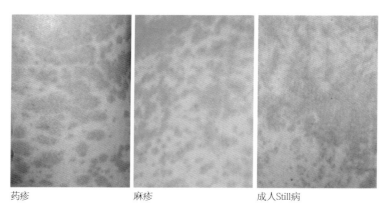

药疹　　　　　　麻疹　　　　　　　成人Still病

图 3-1　无法从外观上区分

为什么这些皮疹会如此相似呢？比如病毒等微生物会随着血液循环到达皮肤，对此会产生 T 细胞免疫反应，可以说产生皮疹和药疹的病理是相同的。另外，胶原病也是由于把自身当作抗原而产生免疫反应，可以认为是内源性的机制。银屑病等也有一部分是以表皮为病变主要部位的自身免疫性疾病。不过，一般胶原病的皮疹是在真皮发生病变。

如上文所述，皮肤疾病有多种病因和复杂的病理，但是最终肉眼可见的皮疹的机体反应是相同的（图3-2）。

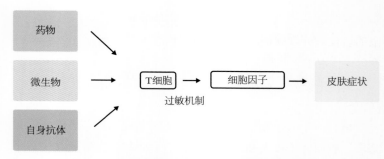

图 3-2　病因、病理不同但产生皮疹的机体反应相同

　　有时将皮肤比喻成自动售货机[1]。请想象一下，在自动售货机买塑料瓶饮料时的情景。把1枚100日元硬币、1枚50日元硬币、1枚10日元硬币这3枚硬币投入后，就可从自动售货机得到塑料瓶饮料。另外，3枚50日元硬币+1枚10日元硬币；或是1枚100日元硬币+6枚10日元硬币也可以购买同样的塑料瓶饮料。投币的种类（病因）不同，自动售货机（皮肤）里会出现同样的塑料瓶饮料（皮疹）（图3-3）。

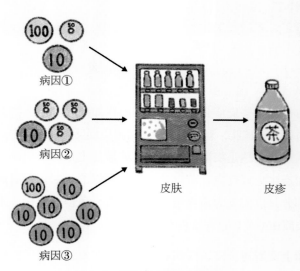

图 3-3　把皮肤比作自动售货机

与自动售货机一样，人体皮肤上能表现出的皮疹类型是有限的。仅凭外观就能诊断是皮肤科诊疗的魅力所在，但实际上在很多情况下无法从外观确定病因。

具体来说分别有什么样的疾病呢？表3-2列出了具有代表性的真皮病变。

表 3-2　真皮病变的鉴别疾病

药疹	
病毒感染	麻疹、风疹、细小病毒 B16、EB 病毒、巨细胞病毒、HHV-6、HHV-7、HIV、肠道病毒、蚊媒感染（登革热、基孔肯雅热、塞卡热）
病原微生物感染	溶血性链球菌、支原体、螺旋体（梅毒）、立克次体（恙虫病、日本红斑热）
胶原病	系统性红斑狼疮、成人 Still 病、皮肌炎、川崎病、水疱性类天疱疮

感染病中具有代表性的是麻疹和风疹等病毒感染。此外，螺旋体和立克次体等特殊性病原微生物感染也是真皮病变的病因。

还有系统性红斑狼疮（systemic lupus erythematosus，SLE）和成人 Still 病等很多胶原病会出现皮疹。水疱性类天疱疮是全身出现水疱的自身免疫性疾病，初期仅出现真皮病变。

如上所述，多种多样的疾病形成表面光滑的红斑，从外观上很难鉴别。令人遗憾的是，在临床工作中遇到这种真皮红斑的情况非常多，但是几乎没有任何教科书详细介绍鉴别诊断的方法。这可能是很多人不擅长皮肤科诊疗的原因之一。

教科书上没有记载鉴别诊断的原因，我认为是因为没有明确进行鉴别的检查方法和流程图，并且对于真皮红斑，直观的诊断方法也不适用。实际上，不少皮肤科医生都在漫无计划、没有准备地进行诊疗，因此我想在本书中尽量系统化地展示诊疗流程图。

第3章

中毒疹

你听说过中毒疹这个病名吗？ 普通中毒疹的定义如下：

中毒疹的定义
由体外进入体内的物质，或由机体内产生的物质诱发的反应性皮疹。

这可能不太好理解。其实就是将外观无法鉴别的内源性皮疹概括诊断为中毒疹（图3-4）。这个概念称为垃圾桶诊断。

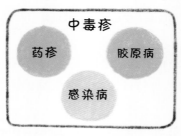

图 3-4　中毒疹

在临床上，对于表面光滑的内源性红斑，先临时诊断为中毒疹，之后，如果病因明确，就会变更为药疹、荨麻疹、风疹等各种各样的病名（图3-5）。万一原因不明，诊断仍旧为中毒疹。

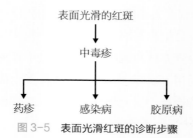

图 3-5　表面光滑红斑的诊断步骤

"中毒疹"是一种很简便的病名。当看到全身出现皮疹时，无论其病因如何都可以用此病名。因为有了病名就会感到安心，但存在忽视进一步探究其病因的隐患。因此，很多皮肤科医生都认为"不应该使用中毒疹这个病名"。据说国外不使用"中毒疹"这样的病名。

我认为重要的是认识到"这个皮疹是中毒疹，需要鉴别各种各样的疾病"，因此，本书多次使用了"中毒疹"这个病名。

中毒疹是一个模糊的概念，定义中并没有提到是什么形态的皮疹。因此，中毒疹中包括什么样的皮疹和疾病，因人而异。从"从体外进入体内的物质"这一定义来看，药疹和病毒感染是中毒疹。但是如果把"在机体内产生的物质"解释为自身抗体，胶原病也可以被认为是中毒疹的一种，虽然不太常见。本书对中毒疹做了以下的定义。

本书对中毒疹的定义
全身性的表面光滑的红斑（真皮层的病变）。

看到这种类型的皮疹时需要考虑很多的鉴别诊断。即使因为有药疹等固有的诊断名称而放心，也有"原以为是药疹，结果却是成人Still病"这样的让人感到受挫的时候。因此，即使是确诊了，也要在头脑里意识到可能是其他疾病。

虽然仅仅识别为中毒疹并不能作出诊断，但我认为这是一个对于保留多个鉴别很有用的病名。即使诊断错误，也可以马上从中毒疹的疾病类型中重新考虑。

中毒疹的诊断方法，在定义模糊这一点上与不明热相似。同时阅读有关不明热的优秀教材《不明热、不明炎症住院医师指南》（医学书院），会有一定的参考价值。

在这里必须说一下荨麻疹。荨麻疹这种皮疹的表面也会出现光滑的红斑。因此，在考虑中毒疹的时候，需要鉴别荨麻疹。荨麻疹伴随皮肤水肿则称为风团。

荨麻疹的定义
伴有一过性的红斑，并有局限性皮肤浮肿。

风团伴随有浮肿，与中毒疹相比有隆起。特征是像蚊子叮咬一样凸起的皮疹，呈圆形、椭圆形、地图状等各种形状，也有环状的。若出现如图3-6所示的典型病例可以立即诊断。

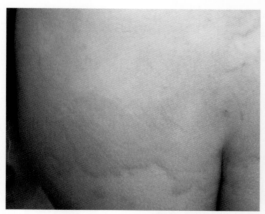

图3-6   隆起的典型风团

荨麻疹最初只会产生红斑，之后会变成风团。请比较一下图3-7。你知道哪个是中毒疹，哪个是荨麻疹吗？

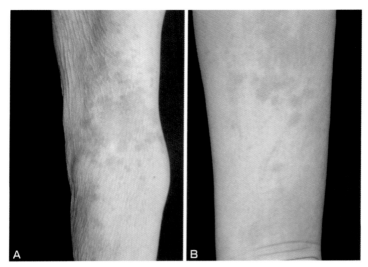

图 3-7　哪个是中毒疹，哪个是荨麻疹？

　　A是中毒疹，B是荨麻疹，但几乎分不出来。只凭初期的红斑期和红斑消失期，很难鉴别荨麻疹和中毒疹。在此介绍鉴别的方法，把以上的内容总结概括可得到图3-8的流程图。

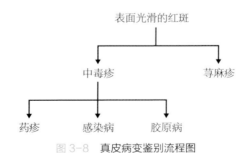

图 3-8　**真皮病变鉴别流程图**

　　首先进行荨麻疹与中毒疹的鉴别，在诊断为中毒疹之后再进行其他疾病的鉴别。

　　接下来一边解说各种疾病，一边参照详细的流程图吧！

2 荨麻疹的鉴别

 我先来详细解释一下荨麻疹。

 荨麻疹是一种常见的疾病。

 但是很多人都不知道荨麻疹是什么疾病。

 确实，总觉得全身起皮疹的状态应称为荨麻疹。

 我们先来了解一下荨麻疹与中毒疹的鉴别方法。

2.1 荨麻疹的鉴别方法

　　诊断表面光滑的红斑（真皮的病变）的第一步是鉴别荨麻疹。"荨麻疹"和"湿疹"一样，都是常见的病名，被作为日常用语广泛使用。但是在主诉"出了荨麻疹"而接受治疗的患者中，患有中毒疹的患者占有很大的比例。那么，该如何鉴别荨麻疹和中毒疹呢？

　　请回想一下荨麻疹的定义，"伴随红斑，并有短暂性、局限性的皮肤水肿"，这个定义中"短暂性"的记载很重要。荨麻疹的每个皮疹通常在几小时，最长 24h 内消退，不留痕迹。这是与中毒疹的根本区分点。中毒疹一旦发病，就会持续几天。也就是说，我们可以通过皮疹的持续时间来鉴别两者。在病历中，如果能确认皮疹在短时间内消退，就可以诊断为荨麻疹。

荨麻疹和中毒疹的鉴别方法：
- 荨麻疹：皮疹短时间内消失。
- 中毒疹：皮疹持续数天。

表面光滑红斑（真皮病变）的诊疗流程图如图3-9所示。

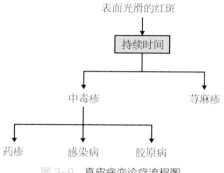

图 3-9　真皮病变诊疗流程图

　　荨麻疹可以说是唯一一种不用看到皮疹，只凭借患者的主诉就能诊断的疾病。有些患者因全身都出现了皮疹而去皮肤科就诊，但是就诊的时候却发现皮疹已经消失了。对医生说"明明早上全身都出现了……"，这个时候就能确诊了。因为皮疹在短时间内会消退，所以即使没有看到皮疹也知道是荨麻疹。

　　但是有时患者的记忆很模糊，也有无论如何都无法确诊的情况。这时候可以用记号笔在皮疹上做标记，让患者本人回家后观察那个地方，如果不留痕迹地消退，就可以诊断为荨麻疹（图3-10）。

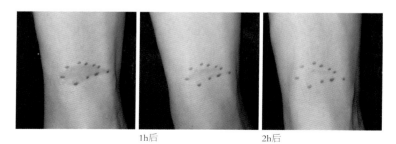

图 3-10　荨麻疹的病程

那么，为什么会产生这样的差异呢？在此解释一下荨麻疹的病理。引起荨麻疹的原因是皮肤中的肥大细胞产生的组织胺等化学递质（图3-11）作用于血管，产生红斑和水肿。数小时后，化学递质失活，皮疹也随之消失。

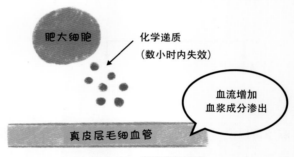

图3-11 荨麻疹的病理

另外，中毒疹的病因不是化学递质，而主要是由于T细胞介导的免疫应答反应，一旦发病，皮疹会持续几天。

· 荨麻疹的病因：肥大细胞（化学递质）。
· 中毒疹的病因：T细胞。

虽然都是发生在真皮的病变，外观上一模一样，但病理不同。

一旦确诊荨麻疹，治疗方法是口服抗组胺药。抗组胺药可以抑制化学递质与受体的结合，从而抑制新的风团的产生。大部分患者在1周到10d内治愈[2]。

2.2 荨麻疹的病因

也许有人会有这样的疑问："虽然说中毒疹的病因是药物，但是荨麻疹也有可能是药物引起的吧？"正如所说的那样，也有荨麻疹型药疹的病型。因为药疹会引起所有的皮肤症状，所以所有的皮疹都有可能是药疹。

例如湿疹型和干癣型，甚至SLE型和血管炎型等，药疹有多种多样的病型存在。如果把药疹作为切入点来看，如图3-12所示，荨麻疹和中毒疹都有可能是药疹。因此很多人会感到混乱。

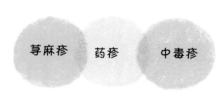

图 3-12　荨麻疹和中毒疹都有可能是药疹

这个问题的关键在于"不要以药疹为切入点"。看到皮疹时，与其马上开始考虑是否是药疹，不如先鉴别荨麻疹和中毒疹，然后再考虑是否是药疹，这样更容易理解。根据病情发展过程对皮疹进行大致分类后，再考虑各自的病因（图3-13）。

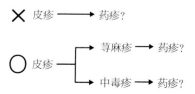

图 3-13　首先要鉴别是荨麻疹还是药疹，然后再考虑病因

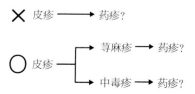

那么，由药物引起的荨麻疹的发病率是多少呢？接下来考虑一下引起荨麻疹的病因。荨麻疹的常见发病机制是I型（即发型）过敏。抗原遇到被抗原特异性IgE致敏的肥大细胞，从而使肥大细胞激活。但是这种基于I型过敏机制的荨麻疹比较少见，据说在10%以下（表3-3）[3]。

表3-3　荨麻疹的病因

过敏	9%
非过敏	91%

过敏以外的荨麻疹中最常见的是没有诱因而出现风团的特发性荨麻疹（82%）。特发性荨麻疹为什么会使肥大细胞激活，其机制目前还不清楚，但有感染、压力、疲劳等各种诱发因素。

见到荨麻疹时，首先要确认是否有疑似为即发性过敏的病史。如果怀疑是荨麻疹，就必须排除过敏原；如果没有明显的病因，最好考虑不是过敏（图3-14）。

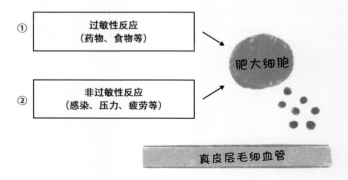

图3-14　荨麻疹的病理

一般认为荨麻疹的病因是过敏，所以很多患者就诊时都说"想检查一下病因"。另外很多医生也有这样的误解，有时为了详细检查荨麻疹的病因，而要求做过敏原检查。但是，没有必要对所有的荨麻疹病例都进行过敏原检查。

2.3 病例

在这里展示一个病例。想复习以上内容的人，请试着解答一下病例问题。

病例 3-1：57 岁，男性

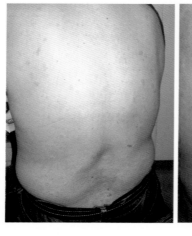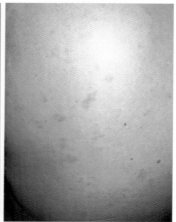

Q1：首先应该关注的要点是什么？
Q2：需要鉴别诊断的疾病是什么？
Q3：必要的检查是什么？
Q4：诊断是什么？

我们一边观察实际病例，一边学习皮肤科的诊断吧！看到这张图片，你会想到什么呢？

 背上好像有小小的红斑……

 在诊断皮肤疾病时，按顺序观察皮疹是很重要的。接下来应该观察的要点是什么呢？

 注意<u>表面的性状</u>。

 没错。表面的性状如何呢？

 表面很光滑。

 因为表面光滑，说明病变在真皮层。那么鉴别诊断呢？

 是<u>药疹</u>吗？

 是的。真皮的红斑考虑的是药疹等中毒疹，但是在此之前应该有其他要鉴别的疾病吧！

 是吗？首先要鉴别荨麻疹。

 鉴别中毒疹和荨麻疹的方法是什么？

 确认<u>皮疹的持续时间</u>。

 是这样的。皮疹几个小时就会消失的是荨麻疹，持续的是中毒疹，仔细观察会发现，早上起来的时候皮疹面积很大，现在好像消失了。

几个小时后，皮疹就消失了，应该是荨麻疹。

嗯。这个病例诊断为荨麻疹，开了抗组胺药。这种隆起较少的荨麻疹很难与中毒疹区分，所以根据持续时间来鉴别很可靠。

对什么过敏？有必要做过敏原检查吗？

很多人认为荨麻疹是过敏引起的，其实并不一定都是过敏。为了确认病因，问诊很重要。据说80%左右的荨麻疹是没有明显诱因的特发性荨麻疹。

是啊，我想最好对所有人都进行过敏原检查。

好像很多人都是这么想的。虽然其他科室经常要求仔细检查荨麻疹的病因，但最重要的是确认病史。如果没有疑似过敏的病史，就不一定需要检查。

这个病例呢？

好像没有可疑的过敏病史。这种情况下，比起追究病因，更重要的是好好地服用药物。主诉"在其他的医院开了荨麻疹的药，但是治不好"而转院来此的患者中，多数人没有按时服药。

确实，我觉得只注意了病因的仔细检查，而没有做好对服药的指导。

A1：皮疹表面的性状。
A2：荨麻疹、中毒疹。
A3：皮疹的持续时间。
A4：荨麻疹。

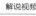解说视频

3 在开始鉴别中毒疹之前

 排除荨麻疹后，接下来就要鉴别中毒疹了。

 前面也说过，中毒疹的诊断相当困难。

 不能用发热等伴随症状鉴别吗？

 那么，我们先来考虑一下伴随症状吧！此外，还将说明中毒疹鉴别中重要的诊疗环境。

3.1 中毒疹的伴随症状

如果能排除荨麻疹，那么接下来进行中毒疹的鉴别。

首先，真的不可能通过外观鉴别吗？有报告称，药疹和病毒感染在皮疹的分布上不同[4]。病毒性的皮疹以四肢为中心分布，药物性的皮疹多以躯干为中心，可以作为鉴别的推测标准之一。但是，因为不是确定的表现，只供参考。要认识到没有疾病特异性的表现，从皮疹的形态和分布来判断比较困难。

读教科书的时候会产生一种错觉，认为只要仔细观察皮疹的性状就一定能作出诊断。但是实际上，对于中毒疹从皮疹中得到的信息并不多。如图3-15所示，即使病因不同，外观却一模一样，很难区分。

其他科的医生期待皮肤科医生通过外观就能够诊断，为此皮肤科医生接受了很多中毒疹的咨询。但是现状是只能确定是内源性的皮疹，所以很多情况下都辜负了大家的期待。

那么就不能从发热等伴随症状进行鉴别吗？下面介绍关于引起伴随发热的皮疹患者病因的调查报告（表3-4）[5]。

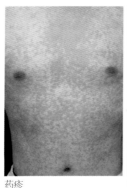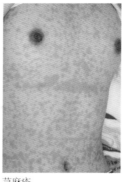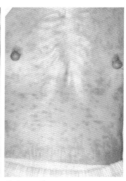

药疹　　　　　　　　　荨麻疹　　　　　　　　成人Still病

图 3-15　病因不同外观却一样的皮疹

表 3-4　引起发热皮疹的致病性疾病

传染病	49%
非传染病	41%
不明	10%

表 3-5　伴有发热的皮疹的伴随症状

伴随症状	传染病	非传染病
淋巴结肿大	44%	28%
黏膜症状	26%	25%
结膜炎	30%	5%
瘙痒	40%	38%

　　感染病中细菌感染占39%，病毒感染占61%，病毒感染较多。非感染病包括药疹和胶原病。

　　传染病和非传染病的比例虽然传染病略多，但也相差无几，根据有无发热很难鉴别是传染病还是非传染病。还有10%的病例未能确诊，这显示了诊断的难度。

　　那么其他的伴随症状呢？例如麻疹、风疹、传染性单核细胞增多症等病毒传染病，颈部淋巴结肿大是病毒增殖的表现，被认定为特征性表现。另外，口腔黏膜症状或结膜炎的有无也是鉴别的关键。请看出现这些症状的频率（表3-5）。

　　无论是哪一种似乎都不能成为决定性的鉴别表现。还有感染病中瘙痒较少的说法，出现瘙痒时传染病占40%，非传染病占38%。这些没有什么参考价值，根据以上的伴随症状也很难鉴别。

3.2　考虑诊疗环境

接下来考虑一下鉴别的优先顺序。如第 2 章所述，以发病率和严重程度为轴进行分类。

药疹、感染病、胶原病都与生命预后相关，是较严重的疾病。接下来，发病率是怎样的呢？感染病的发病率可能稍微高一些，不过大致是持平的。与表皮的病变相比，鉴别诊断不能明确排序，这也是中毒疹诊疗难的原因（图3-16）。

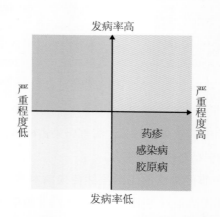

图 3-16　药物疹、感染病、胶原病的严重程度及发病率

这里需考虑"诊疗环境"。认清自己身处什么样的临床诊疗环境是非常重要的。是诊所、急性病医院，还是慢性病医院诊疗环境等。根据诊疗设施环境的不同，预想的疾病、应该做的检查、治疗内容等有很大的不同。相信各位内科医生对此深有体会。例如，在一般的内科门诊和急诊门诊中，应该想到的

鉴别疾病完全不同。这样的诊疗设施环境和框架，用英语setting这个词来表达。

设定（setting）=诊疗的场所环境

想象一下内科医生诊治发热患者的情景。引起发热的疾病有很多种，但是如果限定情况是住院患者发热，需要鉴别的疾病将大大减少。可以说，几乎不存在"住院患者发热其实是疟疾"这样的情况。如果是感染病，除肺炎、尿路感染病外，还有梭状芽孢杆菌（*Clostridium difficile*）肠炎、导管相关性感染病。除了感染病以外，药物热等的鉴别似乎有所上升[6]。另外，肺炎的治疗指南根据诊疗环境分为社会获得性肺炎和院内肺炎。

同样的在中毒疹的诊疗中，诊疗环境也非常有用。例如，实习医生遇到的中毒疹多发生在因内科疾病而住院的患者身上。为了治疗，几乎一开始就使用新型药物，住院后感染病毒或胶原病发病的可能性很低，这样药疹的可能性非常高（图3-17）。

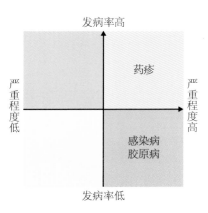

图 3-17　院内出现的中毒疹

另外，门诊患者的中毒疹情况需要考虑各种各样的疾病。像肺炎指南记载的那样，考虑把它分为社会获得性中毒疹和院内中毒疹也许更合适。

· 社会获得性中毒疹→需要各种各样的鉴别。
· 院内中毒疹→几乎都是药疹。

在慢性病医院和养老机构的诊疗环境中，水疱性类天疱疮很重要，这个将在COLUMN（→122页）中详细说明。

因为中毒疹很难用外观来鉴别，所以重要的是要先有这样的诊疗环境考虑意识。教科书的读者遇到的中毒疹大部分都是院内中毒疹，优先考虑药疹（图3-18）。

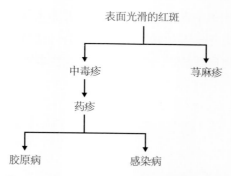

图3-18　院内遇到表面光滑红斑的诊断流程图

COLUMN　病毒感染的诊断很困难

多种多样的病毒产生中毒疹（表3-6）[7]，因此确定诊断并不容易。

表 3-6　产生中毒疹的病毒

① 几乎所有病例中会产生皮疹的病毒
麻疹、风疹、细小病毒 B19

② 部分产生皮疹的病毒
EB、巨细胞病毒、HHV-6、HHV-7、HIV、肠道病毒

③ 不产生皮疹的病毒
流行性感冒，轮状病毒，甲肝、乙肝、丙肝

　　例如，肠道病毒在手足上形成特征性水疱，其为手足口病，很常见，其中有些出现中毒疹。由埃可病毒16引起的被称为波士顿疹（Boston exanthem）[8]，肠道病毒大约有70种肠病毒，很难确定是哪一种。

　　在细菌感染的情况下，通过培养检查可以确定致病菌。但是病毒的培养不能在平常水平进行，要从众多种类中预测致病菌，在缩小范围的基础上进行抗体检查。

　　另外，由于病毒抗体检查在保险分数上只能计算2个项目的部分，很多不适用于医疗保险，所以在实际临床中无法确定诊断的情况很多。现实中只能把准确排除麻疹和风疹等确定的感染病作为第一目标。

4 药疹与中毒疹

中毒疹的鉴别诊断中最重要的是药疹，初学者要先好好学习药疹。

到现在为止，想当然地认为"用药后出了皮疹就是药疹"，但是在学习了中毒疹的思考方法之后，感觉头脑清晰了很多。

是啊。那么你知道该如何诊断药疹吗？

这一直是我疑惑的问题。向皮肤科的医生咨询是不是药疹的时候，一般都会得到"可能是药疹"的回答。希望能更明确一点……

了解了药疹的诊断方法，你就会明白其中的理由了。

4.1 药疹的发病机制

院内发病的中毒疹几乎都是药疹。另外，即使是社会获得性发病的中毒疹，重要的也是先鉴别药疹。接下来详细解说药疹。

药物引起的中毒疹是由什么机制引起的呢？药疹的机制目前还不清楚，一般认为是由药物致敏的T细胞引起的延迟型过敏机制导致的。

在过敏的患者体内，摄取的药物首先被酶分解，然后随着血液循环到达皮肤。仔细观察皮肤血管的分布（图3-19），真皮上层的细静脉负责炎症细胞进出皮肤，并且血管外膜上存在抗原提呈细胞（树突状细胞等）[9]。

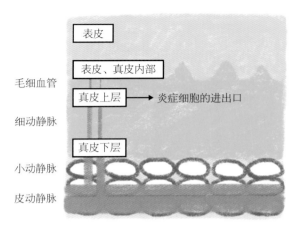

图 3-19　血管的分布

表皮

表皮、真皮内部

毛细血管

真皮上层 → 炎症细胞的进出口

细动静脉

真皮下层

小动静脉

皮动静脉

　　细静脉中的肽类药物被抗原提呈细胞捕捉，特异性T细胞被激活，会引起药物特异性免疫反应，形成皮疹。联想到这个过程，有助于理解药疹的发病机制（图3-20）。因为这个反应发生在真皮，所以皮疹的表面很光滑（图3-21）。

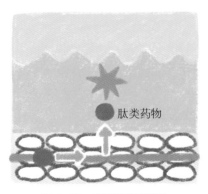

肽类药物

图 3-20　皮疹形成的过程

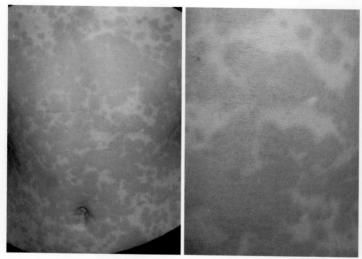

图 3-21　表面光滑的红斑（药疹）

　　但是，最近的主流看法认为，药疹不是局部产生的病理，而是对药物的全身性免疫应答反应而导致的皮疹[10]。药物激活T细胞，产生各种细胞因子，从而在皮肤细静脉的血管内皮细胞中发现细胞黏附分子（E选择素等），携带有每个黏附分子相对应的表面分子的细胞（表达CLA的淋巴细胞等）在皮肤间游走。有人认为皮肤中没有抗原，作为全身性炎症的一种表现形式，从而出来皮疹。但是，不管怎样，皮疹确实是由内在因素引起的。

4.2　用于药疹诊断的检查

　　看到中毒疹的时候，应该怎样进行检查呢？下面介绍药疹鉴别的检查。用于诊断药疹等延迟型过敏的检查，有以下3种试验：①重复给药毒性试验；②斑点试验；③药物淋巴细胞刺激试验（表3-7）。

表 3-7 延迟型过敏的检查
① 重复给药毒性试验
② 斑点试验
③ 药物淋巴细胞刺激试验（DLST）

其中可靠性最高的是①重复给药毒性试验。但由于存在诱发严重症状的风险，实际应用较少。

②斑点试验的安全性比较高，但由于是利用患者的皮肤做的检查，不能在出现皮疹的时间点进行检查，阳性率很低，只有30%～50%[11]。

③药物淋巴细胞刺激试验（drug-induced lymphocyte stimulation test，DLST），一般简称为DLST。由于是使用患者的血液进行的检查，安全性得到了保证，即使在有皮疹的状态下也可以进行。

DLST是将患者的外周血淋巴细胞与药物一起培养，测定致敏淋巴细胞增殖率的检查（图3-22）。因此产生的问题是，结果报告需要2周左右，很多情况下要等到治疗结束后才能知道结果。另外，药疹中DLST的阳性率为40%左右，有些不可靠[12]。NSAIDs等一部分药物在非特异性的淋巴细胞刺激下容易产生假阳性反应（表3-8）[13]。

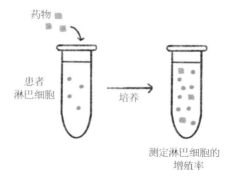

图 3-22　DLST

表 3-8 DLST 中容易出现假阳性反应的药物

· NSAIDs
· MTX
· TS-1

也就是说，由于假阳性和假阴性都有可能，所以判定结果非常困难，只能作为参考。因此，目前还没有能够确切鉴别药疹的检查。

4.3 确认用药史

如何鉴别药疹呢？对诊断最有用的是用药史。

具体要确认摄取药物的时间与出现症状的时间两者之间的关系。对药物产生致敏通常需要 4 ~ 21 d，因此通常的药疹多在用药开始 4 d 以后发生，用药后 3 d 内发病的药疹可能性较低[14]。

但如果过去有使用史，并且已经对药物过敏，服药后 3 d 内就会出现症状（图3-23）。因此，在使用多种药物的情况下，很难根据使用过程将可疑药物锁定为 1 种，最好列举出过去 1 个月内使用的所有药物。其他的健康食品和营养品也有可能成为其病因，因此必须确认这些摄取史。

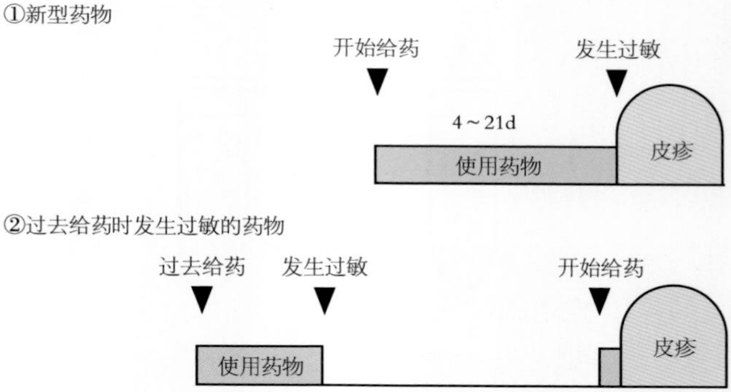
①新型药物
开始给药
发生过敏
4 ~ 21d
使用药物
皮疹
②过去给药时发生过敏的药物
过去给药
发生过敏
开始给药
使用药物
皮疹

图 3-23 药物使用时间与药疹出现时间的关系

容易被忽视的是造影剂的使用史。一般认为，使用造影剂后由于体内残存的药物而致敏[15]。因此进行造影检查 5 ~ 6d 后出现皮疹的情况比较多（表3-9）[16]。

表3-9　使用造影剂后药疹出现的时间	
1 ~ 2d	35%
3 ~ 4d	6%
5 ~ 6d	43%
7d 以后	16%

表3-10　引起药疹的药物	
抗菌药物	43%
抗癫痫药	22%
消炎镇痛药	18%

因此，确认过去是否做过增强CT检查等也很重要。如果没有值得怀疑的药物，就可以否定药疹的可能性。

如果怀疑是药疹，但是在致病药物不能缩小范围的情况下，可以参考过去的药疹报告。引起药疹的致病药物，报告较多的是抗菌药、抗癫痫药、消炎镇痛药（表3-10）[17]。

报告多也许仅是处方量多，需要注意，使用这些药物时很容易将其怀疑为病因。

因为不存在能确定药疹的检查，我们将以临床所见进行诊疗。临床上参考了用药史，以"疑似药疹"来应对。

其他科室的医生经常问皮肤科医生"是药疹吗？"，我们只能回答"不知道"。另外，"请确定致病药物"这样的要求也很多，但这是极其困难的。

有时其他科室的医生也会提出这样的意见。即使问皮肤科医生"是药疹吗？"，也只能得到"不能否定药疹"之类的不确定回答。如果是专业医生，希望回答得更明确一些。虽然话有些刺耳，但这就是事实。因此，场所设定是非常重要的信息。比如，住院病人开始使用新型药物后如果出现中毒疹，可以回答"很有可能是药疹"。

药疹的治疗和重症药疹

在考虑药疹的治疗时，重症药疹的概念变得尤为重要。通常，药疹在停止致病药物后，1周左右会自然消退[18]。

但是有一部分药疹不会自然消退，需要全身使用类固醇，这称为重症药疹。也就是说，在药疹的诊疗中，最重要的是轻症药疹与重症药疹的鉴别。

在之前的报告中，药疹的80%是轻症，20%左右是需要全身使用类固醇的重症药疹（表3-11）[19]。

那么，轻症药疹与重症药疹的区别在哪里呢？虽然有很多不同，先从病理组织学的角度解说。

从病理组织来看，轻症炎症停留在真皮，重症会累及表皮（图3-24）。这些分别称为"真皮红斑型"和"表皮红斑型"[20]。

表 3-11　药疹的种类和明细

· 轻症药疹（80%）→停止药剂自然消退

· 重症药疹（20%）→需要全身使用类固醇

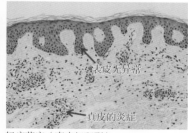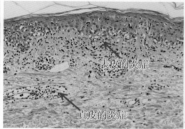

轻症药疹（真皮红斑型）　　　重症药疹（表皮红斑型）

图 3-24　药疹的病理组织图像

真皮红斑型：局限于真皮的炎症。
表皮红斑型：真皮+表皮的炎症。

中毒疹一般是表面光滑的真皮病变。尽管如此，考虑到病变扩大到表皮的是重症，就容易理解了。

炎症是否扩大到表皮取决于浸润皮肤的 T 细胞的种类。对浸润的 T 细胞进行详细调查的报告显示，轻症药疹多为 CD_4^+，重症药疹多为 CD_8^+ [21]。

但是真皮红斑型与表皮红斑型的区别难点在于从外观上很难分辨。如第2章所述，表皮炎症反映在皮肤表面，但初期阶段并不明显（图3-25）。

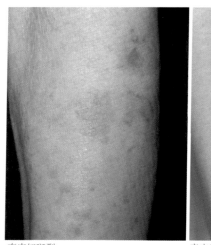
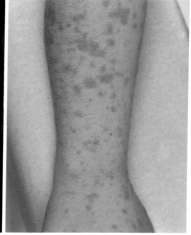

真皮红斑型　　　　　　　　　　表皮红斑型

图 3-25　外观几乎没有差异

因此，重要的是观察伴随症状，而不是皮疹的性状。接下来对典型的重症药疹史 — 约综合征（Stevens–Johnson syndrome，SJS）进行讲解。知道图3-26中哪个是重症药疹吗？

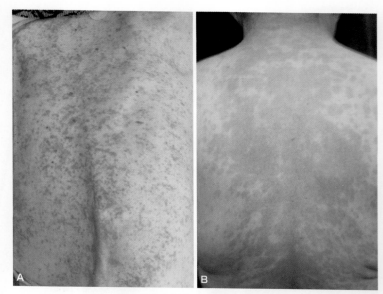

图 3-26　哪一个是史 — 约综合征（SJS）？

乍一看，B的皮疹范围更广，似乎是重症。但B是轻症药疹，A是重症药疹。说到重症，大家会有"皮肤症状严重"这样的印象，但在SJS的诊断标准中，症状轻重与皮疹的面积大小没有太大关系（表3-12）。

表 3-12　SJS 综合征的诊断标准

① 发热

② 黏膜病变

③ 糜烂面积不到体表面积的 10%

表中③是为与中毒性表皮坏死松解症（toxic epidermal necrolysis，TEN）相鉴别的项目，所以基本上①和②是用于诊断的重要症状。也就是说，重症是指是否伴有发热和黏膜病变。A 被诊断为伴有口腔黏膜病变（图 3-27）的 SJS。

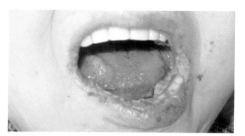

图 3-27　史 — 约综合征（SJS）的黏膜病变

　　因此，当怀疑是药疹时，首先要确认是否有发热和黏膜病变。如果在出现SJS的时候不进行适当的治疗，就会发展成TEN。如果表皮的炎症增强，表皮细胞就会坏死，形成皮肤糜烂（图3-28）。表面光滑的真皮炎症的红斑，由于扩大到表皮，引起皮肤表面变化的状态就是TEN（图3-29）。

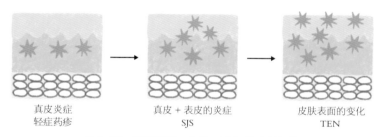

真皮炎症　　　　　　　真皮＋表皮的炎症　　　　皮肤表面的变化
轻症药疹　　　　　　　　　　SJS　　　　　　　　　　TEN

图 3-28　轻症药疹、SJS、TEN 的病灶部位

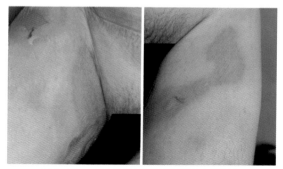

图 3-29　中毒性表皮坏死松解症（TEN）

SJS的死亡率为1%～5%，如果发展为TEN，死亡率将大幅上升至25%～35%[22]。也有报告称，从发病到皮肤科就诊的天数与死亡率相关，因此不要漏掉重症药疹，要尽快让患者到皮肤科就诊（表3-13）[23]。

表3-13　TEN 从发病到接受治疗的天数与生死

	到就诊为止的天数 / d
生存组	5.4
死亡组	13.5

接下来是药疹的诊疗流程。看到中毒疹时，首先要怀疑药疹，确认用药史。用药史里有可疑药物时请停止使用。没有伴随症状的情况下是轻症药疹，可以继续观察；有发热和黏膜病变等伴随症状时，需要迅速开始全身给药类固醇（图3-30）。

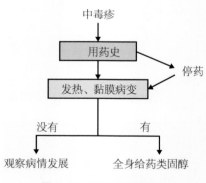

图 3-30　药疹诊断流程图

4.5 **病例**

在这里展示 2 个病例。想复习以上内容的人，请试着解答一下病例问题。病例 3-2、病例 3-3 的皮疹持续 1 天以上，没有发热。

病例 3-2：69 岁，女性

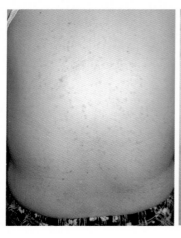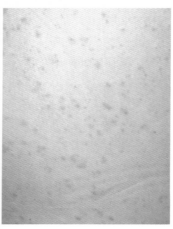

Q1: 首先应该关注的要点是什么？

Q2: 需要鉴别诊断的疾病是什么？

Q3: 接下来要确认的是什么？

Q4: 需要鉴别诊断的疾病是什么？

Q5: 接下来要确认的是什么？

Q6: 诊断是什么？

病例解说

 下面来看一个病例。

 这是与病例 3-1（→91 页）相似的皮疹。

是啊，首先应该关注的要点是什么呢？

因为是红斑，所以注意表面的性状。表面是光滑的。

接下来要考虑什么？

为了鉴别是荨麻疹，还是中毒疹，先确认皮疹的持续时间。

好像持续了 1 天以上。

这样就是中毒疹了。

与病例 3-1 相比，从外观上很难区分荨麻疹与中毒疹。那么，中毒疹的鉴别诊断有哪些呢？

药疹、感染病、胶原病这 3 种疾病。

确实如此。但是目前还没有能够准确诊断这些疾病的检查，这就是诊断中毒疹的困难之处。

那么该怎么办才好呢？

因为出现频率最高的是药疹，所以先从药疹开始考虑比较好。

没有诊断药疹的检查吗？

是啊，没有确切诊断药疹的检查，所以首先确认用药史很重要。

用药史

○月5日　开始用药：阿那曲唑（anastrozole）、帕博西尼
（parbociclib，乳腺癌治疗药）

○月21日　开始用药：腺嘌呤、千金藤碱（白细胞减少症的治
疗药）

○月21日　晚上开始出现皮疹

 开始使用腺嘌呤和千金藤碱后出现了皮疹，主治医生怀疑是因这
些药物引起的药疹而停药了。

 从病历来看，腺嘌呤和千金藤碱确实很可疑。

 真的是这样吗？

 嗯……

 中毒疹型的药疹由延迟型过敏机制引起，是由药物致敏的 T 细
胞引起的过敏。也就是说，形成过敏需要一定的时间，通常需要
4 ~ 21d。如果以前没有使用过这些药物，腺嘌呤和千金藤碱可
能不会造成过敏。

 是吗？那么，阿那曲唑和帕博西尼的可能性比较高。

 3 周前就开始给药了，正好是致敏时期，最可疑的是阿那曲唑或
帕博西尼引起的药疹，嘱托主治医生停止使用这些药物。另外，
还要确认是否发热。这个病例没有出现发热，但关于发热，在下
一个病例中说明。

 之后的疗程怎么样了？

大约 1 周后，皮疹消退了。

 一提到药疹，给人"一开始用药立即就出现皮疹"的印象，所以这是盲点。

 用药史不仅要从刚开始用的药着手，还要追溯数周时间内的用药。

A1：皮疹表面的性状。

A2：荨麻疹、中毒疹。

A3：皮疹的持续时间。

A4：药疹、感染病、胶原病。

A5：用药史、发热。

A6：药疹。

 解说视频

病例 3-3：74 岁，男性

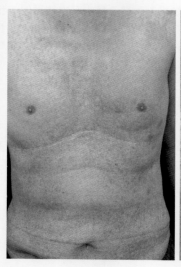 

Q1：首先应该关注的要点是什么？

Q2：需要鉴别诊断的疾病是什么？

Q3：接下来要确认的是什么？

Q4：需要鉴别诊断的疾病是什么？

Q5：接下来要确认的是什么？

Q6：诊断是什么？

用药史：

缬沙坦（降压药）

苯磺酸氨氯地平（降压药）

三氯噻嗪（降压药）

无论哪种药都是从几年前开始内服的

病例解说

 这个病例是身体大范围内都有红斑。

 首先表面的性状好像很光滑，是真皮的病变。持续时间呢？

 好像持续了 1 天以上。

 那么是中毒疹吧！有药疹、感染病、胶原病的可能性，但首先考虑发病率高的药疹。用药史如何？

 看样子已经慢慢熟练了。看了用药史你会怎么想呢？

 的确，药疹多是在开始内服后的 4 ~ 21d 出现。如果几年前就开始服用可能性会很低吧！

是啊，药疹的可能性不高。罕见的是，也会在开始内服数年后出现药疹，所以可能性也不是零。

 那么就不得不考虑感染病和胶原病了。

 请稍等一下，还有其他需要确认的事情吗？

 嗯……

 有必要确认一下有没有使用造影剂的记录。

 是吗？也有可能是造影剂引起的药疹。

 该患者在 5d 前接受了造影 CT 检查。因为造影剂的使用记录在用药手册上没有记载，所以容易被遗漏。

 确实，不积极收集信息是不会明白诊断的。

 这个患者被诊断为造影剂引起的药疹，只要对症治疗就治愈了。

 说到造影剂过敏，给人的印象是刚给药就发病。

 那是即发性过敏。大家对过敏反应等即发性过敏都很注意，但对延迟性过敏引起的药疹却不太重视。使用造影剂几天后出了皮疹，也想不到是造影剂引起的。

 可是，治疗方法只有对症治疗就可以了吗？

 药疹分为只需要对症治疗的轻症药疹和需要内服类固醇的重症药疹 2 种。重症药疹的典型案例是史－约综合征，这个病例是轻症药疹，所以对症治疗就可以了。

皮疹的范围很广，看起来也很严重……

 这很容易形成错误的认识，是不是重症药疹并不是从皮肤的症状辨别的。我知道看到这样的皮疹会很吃惊。

 是吗？

 SJS 的诊断标准是有无发热和黏膜病变。这个病例既没有发热，也没有黏膜病变，所以是轻症药疹。在诊断药疹时，重要的是伴随症状的确认，虽然一开始是轻症，但后来也有可能变成重症，所以不能大意。

A1：皮疹表面的性状。
A2：荨麻疹、中毒疹。
A3：皮疹的持续时间。
A4：药疹、感染病、胶原病。
A5：用药史、发热。
A6：药疹。

解说视频

第 3 章

5 中毒疹的诊断流程图

 了解了药疹之后，再来思考一下中毒疹的诊断步骤吧！

 仅仅是药疹就已经很吃力了，还需要鉴别感染病和胶原病吗？

 是啊，虽然说明了没有能准确诊断药疹的检查，而感染病和胶原病也没有能准确诊断的检查。重要的是，在不能马上诊断的情况下，要仔细观察病情的发展。

 什么都不做仅看着病情发展会让人不安吧！

 为了观察病程，需要具备一定程度上预测病程的能力。首先我们来看看中毒疹会经过怎样的病程，然后总结一下诊断的流程。

5.1 中毒疹的诊断步骤

中毒疹有多种需要鉴别的疾病（表3-2→81页），但是由于没有能够明确诊断的临床症状和检查，所以非常苦恼。因此，需要根据以上内容考虑中毒疹的诊断对策。由于单凭临床表现鉴别相当困难，所以诊断性治疗的权重必然会变大。中毒疹的治疗大致分为3种（表3-14）。

表 3-14　中毒疹的治疗方法

① 对症治疗

② 抗菌药物

③ 全身给药类固醇

药疹分为通过停止使用药物而自愈的轻症和需要全身给药类固醇的重症。对于感染病、细菌感染需要使用抗菌药物，对于没有抗病毒药物的病毒感染，只能通过补液、补充营养、安静休养等对症支持治疗，等待自然治愈。胶原病根据疾病的种类，一般来说需要全身给药类固醇（图3-31）。

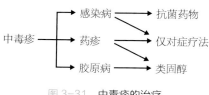

图 3-31　中毒疹的治疗

从这些过程来考虑中毒疹的治疗过程。如果没有服用药物，可以把范围缩小到感染病和胶原病；如果有用药史，可怀疑是药疹，也有可能是针对感染病、胶原病使用了药物。因此，药疹、感染病、胶原病都要考虑（图3-32）。

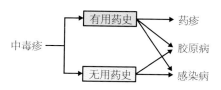

图 3-32　中毒疹的诊疗过程（用药史）

首先应该做的是确认用药史，如果没有药物使用史，就可以缩小诊断范围；如果有药疹的可能性，虽然不能确定诊断，最好还是先停用可疑药物。

接下来确认是否发热。如果没有疑似重症药疹的黏膜病变和发热，随访 1 ~ 2 周的时间观察皮疹是否消失，这点也很重要。如果是药疹就会治愈，即使是由没有特征的不知名的病毒感染引起的皮疹，多数几周内会自然痊愈。

另外，在观察病程的过程中，有时也会出现红斑以外的皮疹。例如，如果在红斑上出现继发性水疱，就可以鉴别是水疱性类天疱疮。初诊时的出疹，从整个病程来看，可能只是非常早期的皮疹。因此，仔细观察病程中皮疹的性状是否发生变化很重要（图3-33）。

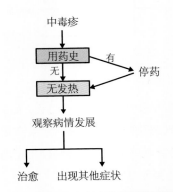

图3-33　中毒疹诊疗过程（无发热情况）

　　那么，有发热的情况该怎么办呢？发热不仅是重症药疹的诊断标准之一，也有报告称发热是皮肤病重症程度的指标[24]。因此，重要的是将中毒疹分为伴有发热的和不伴有发热的2类（图3-34）。

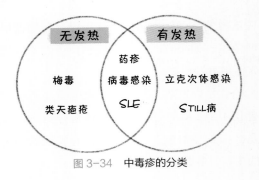

图3-34　中毒疹的分类

药疹和病毒感染有时有发热，有时没有发热。其他感染，如立克次体感染伴有发热，梅毒通常没有发热。另外，胶原病中成人Still病有发热，类天疱疮没有发热。

以上伴有发热的情况需要进一步仔细检查。如果怀疑是重症药疹，就开始全身给药类固醇。如果发现有明显的恙虫叮咬的伤口（图3-35），就不要等待检查结果，直接给予抗菌药。如果都不清楚，一般的流程是既提出病毒感染的抗体检查，也进行成人Still病等胶原病的精细检查。

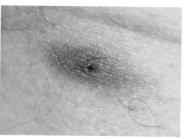

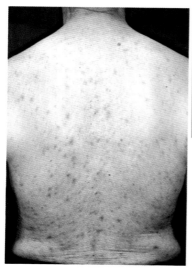

图3-35　恙虫病的皮疹和叮咬口

〔高橋健造．昆虫や動物が媒介する皮膚疾患，岩月啓氏（監）：標準皮膚科学第11版．p456，医学書院，2020〕

将以上的诊疗流程整理成流程图。虽然中毒疹的覆盖范围较广且不明确，但可以作为诊疗的参考（图3-36）。

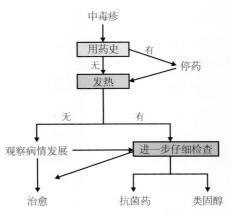

图 3-36　中毒疹诊疗流程图

COLUMN　容易忽视的中毒疹（梅毒和水疱性类天疱疮）

这里介绍一下中毒疹中特别容易被忽视的、需要注意的 2 种疾病。

（1）梅毒

被称为"伪装达人（grate imitator）"的梅毒会产生所有类型的皮疹。有些梅毒疹会变成中毒疹，称为梅毒玫瑰疹（图 3-37）。

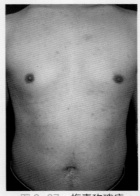

图 3-37　梅毒玫瑰疹

〔松尾光馬．梅毒．宮地良樹，他（編）：ジェネラリスト必携！この皮膚疾患のこの発疹．p212，医学書院，2019〕

有时即使感染梅毒也没有症状（无症状梅毒），皮疹会在几周到几个月内自然消退，因此容易被漏掉。出现皮疹时必须确诊。在中毒疹的诊疗中，问诊时也要考虑到梅毒。有时感染初期抗体检查是阴性，判断也会犹豫，不过，基本上只要能怀疑就不难诊断。

梅毒在1987年流行以后有所减少，但从2013年开始呈增加趋势，之后急速增加，需要重视。

（2）水疱性类天疱疮

回到诊疗环境的话题（→96页）。在慢性病医院的中毒疹中多存在重症疾病，那就是多发于75岁以上老年人的水疱性类天疱疮（类天疱疮）。

很多人误认为其是起水疱的疾病而忽视它，但类天疱疮的初期以红斑为主，呈现出中毒疹的症状。图3-38中哪个是类天疱疮？A是药疹，B是类天疱疮，几乎分辨不出来。36.8%的类天疱疮开始只出现红斑，到出现水疱需要一定的时间（平均15.9个月）[25]。因此，老年人出现中毒疹的症状即使没有水疱也要怀疑为类天疱疮。

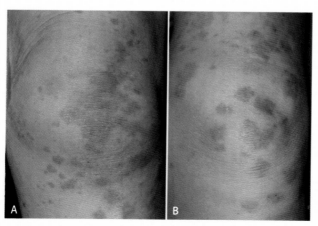

图3-38　哪个是类天疱疮？

类天疱疮随着老龄化而增加，在过去的10年间患者数增加了
2~5倍[26]。实际上，如果去老年人较多的慢性病医院和养老院诊
察，你会对类天疱疮的患者之多感到惊讶。

　　也有报告称，养老院中约1%的入住者有类天疱疮[27]，这种疾
病对老年内科领域来说，已经是一种普遍现象。今后患者数量很
可能会进一步增加，不仅是皮肤科医生，其他科室的医生也应该
会遇到。

5.2　病例

　　在这里展示一个病例。想要复习以上内容的人，请试着解
答病例问题。这个病例的皮疹持续了1天以上，没有用药史，但
伴有发热。

病例3-4： 28 岁，女性

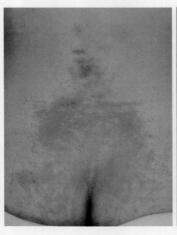
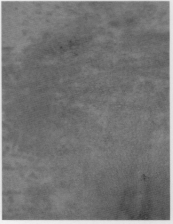

Q1: 首先应该关注的要点是什么?
Q2: 需要鉴别诊断的疾病是什么?
Q3: 接下来要确认的是什么?
Q4: 需要鉴别诊断的疾病是什么?
Q5: 接下来要确认的是什么?
Q6: 诊断是什么?

病例解说

 看到这个病例你会怎么想?

 从腰部到臀部有红斑,因为表面光滑,可能是荨麻疹或中毒疹。持续时间呢?

 持续了 1 天以上。

 是中毒疹吧。有药疹、感染病、胶原病的可能性,首先考虑发病率较高的药疹。病历情况呢?

病历:

○月17日　出现皮疹

○月19日　于皮肤科就诊,开了类固醇外用药和抗组胺药

○月22日　出现39℃的发热

没有造影剂的使用记录

 也没有使用过造影剂。虽然开了抗组胺药,但是因为是在皮疹出现之后,所以没有药疹的可能性。

这样就有必要考虑感染病和胶原病的可能性，这种情况下诊断会变得相当困难。需要鉴别各种病毒感染、立克次体感染、系统性红斑狼疮和成人 Still 病等胶原病。

 不知道该从哪里着手······

 首先确认有无发热。如果没有发热，可以一边做对症治疗，一边充分观察病情发展。如果是病毒感染，多数 1 周左右后就会自然消退；如果有发热的情况，可能是重症疾病，有必要积极地进行精细检查。

 这个病例有发热，应该做怎样的精细检查呢？

 首先考虑一下立克次体感染的可能性。最近好像没有去过野外，所以不可能是恙虫病和日本红斑热，况且也没有被咬的伤口。

 那就是病毒感染或胶原病了。还没缩小范围呢。

 在这里要鉴别成人 Still 病。对于鉴别诊断，如果出现成人 Still 病，就要做好打持久战的心理准备。因为是进行排除诊断的疾病，所以必须鉴别感染病、恶性肿瘤、其他胶原病等所有疾病。

成人Still病的排除项目：
① 感染病（败血症、传染性单核细胞增多症等）；
② 恶性肿瘤（恶性淋巴瘤等）；
③ 胶原病（结节性多发动脉炎、恶性类风湿性关节炎等）。

 成人 Still 病是一种暂时性的橙红色皮疹。这个病例会不会不一样？

 皮疹分为暂时性的定型皮疹和持续性的非定型皮疹 2 种。非定型皮疹会变成像这个病例一样的中毒疹。

那么我们从哪里开始检查呢？

 首先，病毒感染先检查荨麻疹、风疹、传染性单核细胞增多症。为了排除其他细菌感染，需要进行血液培养。虽然看起来没有浅表淋巴结肿胀，但是也想做一下全身 CT 检查，确认有没有疑似恶性淋巴瘤的淋巴结肿胀。如果有淋巴结肿胀，必须考虑进行淋巴结活检。

 那么关于胶原病呢？

 铁蛋白可以作为成人 Still 病的诊断参考。另外，还需要确认类风湿因子和抗核抗体为阴性。

 最后的诊断结果是什么呢？

 诊断为成人 Still 病，进行类固醇口服治疗。

 中毒疹的诊断很困难啊。

 是啊。如果有用药史就更麻烦了。要考虑药疹的可能性，药疹和感染病合并的可能性，药疹和胶原病合并的可能性等，需要考虑的事情变多了。在这个病例中，比起详细的检查内容，中毒疹的诊断更难。虽然说仅凭外观就能诊断是皮肤科的魅力所在，但是仅凭外观也有很多不明白的地方。

A1：皮疹表面的性状。
A2：荨麻疹，中毒疹。
A3：皮疹的持续时间。
A4：药疹，感染症，胶原病。
A5：用药史，发热。
A6：成人 Still 病。

解说视频

第 3 章

6 其他中毒疹

中毒疹就全概括了吧?

不，还有别的疾病。

还有啊!

有些皮肤恶性淋巴瘤会出现中毒疹。

还是不能忘记恶性肿瘤。

还需进一步考虑一下病因不明的中毒疹。

涵盖了这么多疾病，还有原因不明的中毒疹吗?

在临床实践中，病因不明的中毒疹可能是最多的。首先对伴有血液病的中毒疹进行解说，再来看看病因不明的中毒疹。

6.1 恶性淋巴瘤与 GVHD

这里考虑除药疹、病毒感染、胶原病以外的中毒疹。虽然发病率很低，但非常重要的疾病除了这 3 种以外，就是恶性淋巴瘤。其中，成人T细胞白血病/淋巴瘤（adult T-celll eukemia/lymphoma，ATLL）的患者多有皮肤病变，其比例约为50%[28]。

ATLL 是以 HTLV-1 为致病病毒而出现症状，多发于日本西部的淋巴瘤。皮肤症状多种多样，大致分为形成红斑的症状和形成肿瘤的症状 2 种。形成红斑的症状其中一部分呈现中毒疹（图 3-39）。因此，长期不见好转的中毒疹最好也要考虑其可能为恶性淋巴瘤，也有从皮肤病变诊断 ATLL 的病例。

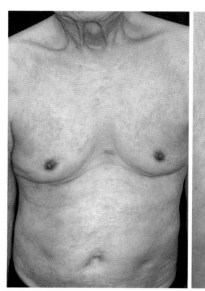

图 3-39 成人 T 细胞白血病 / 淋巴瘤

另外，在治疗过程中有时会出现皮疹，这种情况下不能从外观上区分是药疹还是淋巴瘤的复发，皮肤活检是很有用的鉴别方法。

造血干细胞移植后的急性移植物抗宿主病（graft versus hostdisease，GVHD）的皮疹也会变成中毒疹，这种情况下不能从外观上鉴别出皮疹和 GVHD，皮肤活检也没有特征性的表现。诊断时需要综合考虑除皮疹以外的其他 GVHD 症状。特别是伴随腹泻和高胆红素血症时，GVHD 的可能性很高（表 3-15）[29]。

表 3-15　皮肤急性 GVHD 和药疹的伴随症状

症状	GVHD	药疹
腹泻	73%	12%
高胆红素血症	59%	29%
腹泻 + 高胆红素血症	41%	0%

血液疾病患者的中毒疹与一般的中毒疹相比，会增加诊断的难度，所以需要注意。

<table>
<tr><td>6.2</td><td>原因不明确的中毒疹</td></tr>
</table>

6.2　原因不明确的中毒疹

上文广泛介绍了中毒疹的原病因，但有时即使做各种各样的检查也不知道其病因。教科书上虽然没有"病因不明的中毒疹"的内容，但是在临床大多遇到的都是不明病理的病例。越是学习教科书，越是会想起教科书上处于灰色地带（grey zone）的疾病群。

在本章的最后，总结一下关于病因不特定的中毒疹的个人看法。

没有口服药物，检查也没有异常，这种病因不明的中毒疹有 2 种类型。

病因不明的中毒疹：
① 病因不明，但自然消退；
② 病因不明，持续出现皮疹。

①大概是由于某种病毒的感染。虽然不知道病因而感到郁闷，但由于是自然消退的，所以不再成为问题。问题是②的情况，病因不明，症状持续存在。

图 3-40 中的 2 个病例没有用药史，检查也没有异常，但是症状反复出现和消退，又不知道原因。我想很多皮肤科医生都被这样的中毒疹所困扰。

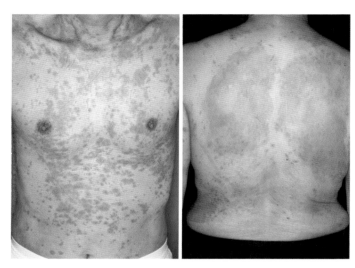

图 3-40　病因不明的中毒疹

对于这种病因不明的中毒疹，有时被诊断为多形慢性痒疹[30]。多形慢性痒疹是一种病因不明的难治性皮肤疾病，并伴有强烈的瘙痒感。即使有这个病名，病因不明这一点并没有变化，但比起"中毒疹"这个笼统的病名，会让人觉得更可靠。多形慢性痒疹的定义是"小而隆起的坚硬的丘疹（痒疹）"，因此很多人建议，只有红斑的中毒疹不应该被称为多形慢性痒疹，这是相当难的问题。我在迫不得已时，有时尝试着把丘疹出现之前称为"多形性慢性痒疹的初期状态"。

接下来，将目光投向海外。在海外，似乎既不使用"中毒疹"这一病名，也不使用"多形慢性痒疹"，但是应该有类似的病例。大概荨麻疹性皮炎（urticarial dermatitis）这种疾病概念，与病因不明的中毒疹很接近[31]，翻译成日语就是荨麻疹样皮炎。这和中毒疹一样是笼统的病名，是对表皮没有变化而出现红斑的病因不明的疾病的总称。虽说没有"中毒疹"这个病名，但存在与其相似的垃圾桶诊断。

无论如何，原因不明的中毒疹，不能用一般的方法治疗。一般使用类固醇外用药和口服抗组胺药，但效果较差。虽然口服类固醇和环孢素有效，但可能有副作用，不敢长期使用。据报道，最近紫外线疗法有一定的效果。

对于这个疾病群，某种程度上明确诊断是非常重要的，病因不明的中毒疹也是一样。比起追究病因，更应该优先治疗。我们总是倾向于无论怎样都要确定病名，但即使不知道原因，只要能控制症状，也能令患者满意。

最后，把这一章的内容按照流程图进行总结（图3-41）。

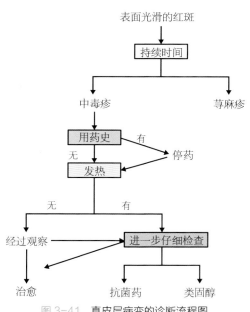

图3-41 真皮层病变的诊断流程图

红斑表面光滑，表现为仅真皮有病变。这种情况是内源性的皮疹，鉴于其病因需要辨别药疹、感染病和胶原病3种。我们把这些内源性的皮疹统称为中毒疹。首先要诊断出是中毒疹，然后再考虑病因。

除中毒疹外，荨麻疹的表皮也会产生光滑的红斑。荨麻疹通常隆起较大，所以可以和中毒疹相区分。当隆起较弱或快要消失时，从外观上很难与中毒疹鉴别，这时要通过皮疹的持续时间来鉴别。荨麻疹会在数小时内消失，而中毒疹的皮疹会持续存在。也就是表皮上光滑的红斑，首先需要鉴别荨麻疹和中毒疹。

如果能排除荨麻疹，就能鉴别中毒疹了。中毒疹首先需要鉴别药疹。因为没有准确诊断药疹的检查，所以要参考用药史。如果有怀疑药疹的用药史，就要停止用药。

药疹分为因停止使用药物而自然消退的轻症药疹和需要全身给药类固醇的重症药疹2种，鉴别要点是发热和黏膜病变。确认用药史之后再确认有没有发热。

如果没有发热，也要考虑到自然消退的轻症病毒感染等的可能性，可以观察一段时间。有时在治疗过程中可能会出现其他症状，与诊断密切相关。

如果伴有发热，除了药疹以外，也有可能是恙虫病或成人Still病等重症疾病，需要进一步地仔细检查。

参考文献

[1] 平本力．平本式皮膚科虎の巻下巻. ケアネット, 2004.

[2] 田中稔彦, 平郡真記子, 秀道広, 他．特発性の蕁麻疹の初期治療と病悩期間に関する解析. アレルギー 64：1261–1268, 2015 NAID 130005130146.

[3] Nettis E, Pannofino A, D'Aprile C, et al．Clinical and aetiological aspects in urticaria and angio-oedema. Br J Dermatol 148：501–506, 2003 PMID 12653742.

[4] 塩原哲夫．薬疹とウイルスupdate. Derma 233：29–34, 2015.

[5] Tabak F, Murtezaoglu A, Tabak O, et al．Clinical features and etiology of adult patients with Fever and rash. Ann Dermatol 24：420–425, 2012 PMID 23197907.

[6] 山本舜悟．入院患者の不明熱—「不明」から答えを導く思考プロセス. Hospitalist 1：169–178, 2013.

[7] 塩原哲夫．薬疹とウイルス感染症の病態. 診断と治療 95：1477–1485, 2007 NAID 40015635335.

[8] 日野治子．エンテロウイルス感染症. 日本皮膚科学会雑誌 120：993–

1008, 2010 **NAID** 50007338459.

[9] 今山修平 . 基本のPathology　上着の袖のようなcoatsleeve-like/血管周囲性細胞浸潤perivascular infiltrate. Visual Dermatology 6 : 752–758, 2007.

[10] Leyva L, Torres M J, Posadas S, et al . Anticonvulsant-induced toxic epidermal necrolysis : monitoring the immunologic response. J Allergy Clin Immunol 105 : 157–165, 2000 **PMID** 10629466.

[11] Barbaud A, Gonçalo M, Bruynzeel D, et al . Guidelines for performing skin tests with drugs in the investigation of cutaneous adverse drug reactions. Contact Dermatitis 45 : 321–328, 2001 **PMID** 11846746.

[12] 武藤美香, 河内繁雄, 福沢正男, 他 . 薬疹におけるリンパ球刺激試験の診断的価値についての検討. 日本皮膚科学会雑誌 110 : 1543–1548, 2000 **NAID** 10007724720.

[13] 渡辺秀晃 . 薬疹. 皮膚科の臨床 59 : 801–806, 2017 **NAID** 40021234114.

[14] Stern R S . Clinical practice. Exanthematous drug eruptions. N Engl J Med 366 : 2492–2501, 2012 **PMID** 22738099.

[15] 秋山正基, 飯島正文, 藤澤龍一 . Iohexol（OmnipaqueR）による薬疹の臨床的検討. 日本皮膚科学会雑誌 100 : 1057, 1990 **NAID** 130004680361.

[16] 秋山正基.忘れてはならない独特の薬疹─造影剤による薬疹.皮膚科の臨床 54 : 1562–1566, 2012.

[17] Sharma V K, Sethuraman G, Kumar B . Cutaneous adverse drug reactions : clinical pattern and causative agents--a 6 year series from Chandigarh, India. J Postgrad Med 47 : 95–99, 2001 **PMID** 11832597.

[18] Stern R S . Clinical practice. Exanthematous drug eruptions. N Engl J Med Jun 366 : 2492–2501, 2012 **PMID** 22738099.

[19] 渡邉裕子, 佐野沙織, 村田奈緒子, 他 . 過去6年間における薬疹患者の統計的観察：横浜市立大学附属病院受診例についてClinical Analysis of Cutaneous Adverse Drug Reactions in Yokohama City University Hospital from 2003 to 2009. 日本皮膚科学会雑誌 122 : 2495–2504, 2012 **NAID** 40019441786s.

[20] 池澤善郎 . 薬疹の診断と検査. 日本皮膚科学会雑誌 116 : 1569–1574, 2006 **NAID** 10018388526.

[21] Hashizume H, Takigawa M, Tokura Y . Characterization of drug-specific T cells in phenobarbital-induced eruption. J Immunol 168 : 5359–5368,

第3章

2002 PMID 11994495.

[22] Harr T, French L E . Toxic epidermal necrolysis and Stevens-Johnson syndrome. Orphanet J Rare Dis 5 : 39, 2010 PMID 21162721.

[23] 渡邊友也, 山口由衣, 相原道子, 他 . 横浜市立大学附属2病院における Stevens-Johnson症候群および中毒性表皮壊死症132例の検討. 日本皮膚科学会雑誌 130 : 2059–2067, 2020 NAID 130007889713.

[24] 梅林芳弘 . スナップ診断と分析的アプローチの組み合わせで正解を見出す―今日読んで, 明日からできる診断推論 実践編（16）発疹. 日本医事新報 4715 : 40–45, 2014 NAID 40020178097.

[25] Zhang Yu, et al . Non-bullous lesions as the first manifestation of bullous pemphigoid : A retrospective analysis of 181 cases. J Dermatol 44 : 742–746, 2017 PMID 28256743.

[26] 笹井収, 東條玄一, 三井英俊, 他 . 宮城県南部地域における水疱性類天疱瘡の罹患率推計. 日本皮膚科学会雑誌 126： 1923–1927, 2016 NAID 130005416206.

[27] 今井龍介, 栗原誠一, 種田明生, 他 . 高齢者における皮膚科医療の現状と問題点―高齢者施設への訪問調査. 日本臨床皮膚科医学会雑誌 81： 252–257, 2004 NAID 10013300352.

[28] 石田高司, 伊藤旭, 戸倉新樹, 他 . 血液内科医・皮膚科医のための統合ATL診療ガイドライン解説書2014. 日本皮膚科学会雑誌 124 : 2275–2279, 2014 NAID 130004714893.

[29] Byun H J, Yang J I, Kim B K, et al . Clinical differentiation of acute cutaneous graft-versus-host disease from drug hypersensitivity reactions. J Am Acad Dermatol 65 : 726–732, 2011 PMID 21641677.

[30] 片桐一元 : 痒疹の治療. 皮膚病診療 33 : 1275–1280, 2011.

[31] Peroni S A, Colato C, Schena D, et al . Urticarial lesions : if not urticaria, what else? The differential diagnosis of urticaria : part I. Cutaneous diseases. J Am Acad Dermatol 62 : 541–555, 2010 PMID 20227576.

第4章

其他的红斑
（皮下组织的病变）
和紫癜

1 皮下组织的病变与紫癜

这样就涉猎了所有的红斑。

嗯……这只有 70%～80% 吧！

诶？剩下的 20%～30% 是什么呢？

到现在为止解说了表皮和真皮的病变，但是还记得皮肤是 3 层结构吗？

是吗？我还没有学到皮下组织。

是啊！所以有必要知道皮下组织出现病变时会发生什么。请看图 4-1，你会怎么想呢？

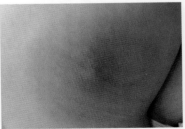

图 4-1　2 种皮疹有何不同？

表面都很光滑，看起来像红斑……

这 2 种皮疹的区别很重要。另外，还有 1 种必须与红斑相鉴别的皮疹。

是什么呢？

紫癜有时与红斑容易混淆。你知道图 4-2 中哪个是紫癜吗？

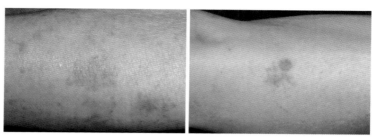

图 4-2　哪个是紫癜?

 嗯……

 下面将介绍一下皮下组织的红斑和紫癜。

1.1　皮下组织的病变

　　到第3章内容为止,已经涵盖了红斑的大部分内容,但还是有一部分没有提到,那就是皮下组织的病变。除此之外,还有必要了解与红斑容易混淆的病变——紫癜。本章将对这些病变进行解说。

　　前文对表面粗糙的红斑以及表面光滑的红斑进行了解说,只有真皮有病变的情况下表面才会变成光滑的红斑。那么,如果病变在更深的地方会怎样呢?（图4-3）

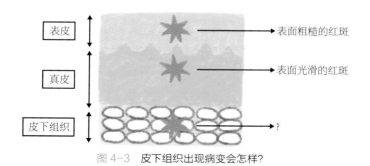

图 4-3　皮下组织出现病变会怎样?

皮下组织存在病变时，由于皮肤最外层的表皮没有变化，所以皮疹的表面是光滑的，因此从表面的性状无法分辨病变是在真皮还是在皮下组织。请试着对比一下前文所示的图片（图4-1）。

两者表面都是光滑的红斑，但是外观看起来稍微有些不一样。仔细看会发现，左边的轮廓很清晰，而右边的轮廓比较模糊。为什么会产生这种差异呢？

首先，由于真皮层的炎症发生在离表皮数毫米的浅层，所以皮疹的轮廓很清晰。其次，皮下组织的炎症是通过不透明的真皮观察到的，所以皮疹的边缘变得不清晰（图4-4）[1]。

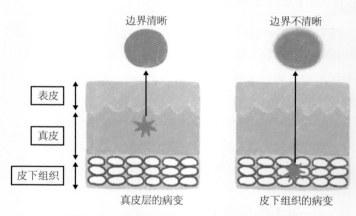

图 4-4　如果病变在皮下组织则边缘变得不清晰

也就是说，区分病变深浅的关键是皮疹的轮廓。如果注意轮廓就会知道，左边是真皮层的病变，右边是皮下组织的病变。表面光滑的红斑在边界不清晰时，需要考虑皮下组织的病变（图4-5）。

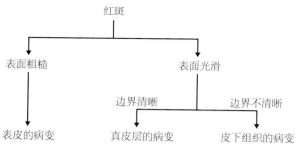

图 4-5　边界不清且表面光滑的红斑可能是皮下组织的病变

另外还有一种需要鉴别的病变为紫癜。在引起皮肤出血的情况下，透过表皮，通过肉眼可确定皮肤组织中堆积了红细胞，这种皮疹称作紫癜。由于表皮不存在血管，所以紫癜为真皮的病变，且表面光滑（图4-6）。

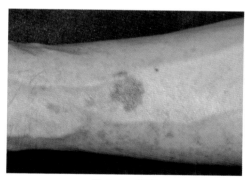

图 4-6　紫癜

紫癜的颜色根据出血部位而不同，接近表皮的浅出血为较深的红色，深出血则变为紫红色。随着时间的推移，会逐渐变为褐色、黄色直至消退，也就是说紫癜不一定是紫色。

第 4 章

虽然教科书上明确区分了红斑和紫癜，但在临床实践中很多较难区分。因此，表面光滑的红色病变需要鉴别是否为紫癜。

玻璃压法

紫癜和红斑的鉴别方法是玻璃压法，玻璃压法是用玻璃片压迫皮疹，观察颜色变化的方法。一般不使用玻璃片，多用手指压。红斑是由血流增加而引起的皮疹，所以一旦受到压迫，血管就会破裂，颜色也会消失（图4-7）。

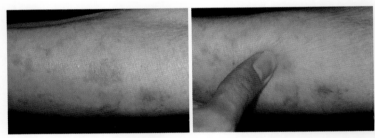

图 4-7 因压迫而消失的红斑

而在紫癜中，由于从真皮中流出了红细胞，即使挤压颜色也不会消失。图4-8的红色较强，乍一看很难与红斑分辨，但由于压迫不消失，可以看出是紫癜。

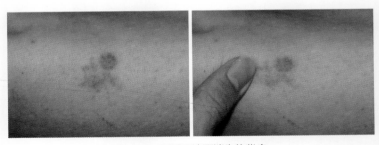

图 4-8 不因压迫而消失的紫癜

如上所示，表面光滑的红色病变，除了真皮层的病变以外，还需要鉴别皮下组织的红斑与紫癜（图4-9）。

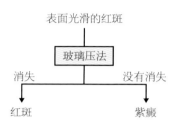

图 4-9　玻璃压法鉴别红斑和紫癜

接着考虑一下皮下组织病变的鉴别诊断。

 准确来说，皮下组织是由脂肪组织形成的，那皮下组织的病变说的是脂肪组织的炎症吗？

 没错，但是皮下组织里有的不仅仅是脂肪细胞，还有必要关注皮下组织以下的情况。那么，具体有什么疾病呢？我们来学习一下它们的鉴别方法吧！

2.1 皮下组织病变的鉴别诊断

对于皮下组织的病变，首先需要知道皮下组织的结构。皮下组织由脂肪细胞堆积的脂肪组织构成，具有对物理外力的缓冲作用和保温功能。

另外，在皮下组织中有营养脂肪细胞的细动静脉，以及无关的动静脉系统（体循环）为了通过而走行此处，并且在皮下组织更深层还有肌肉、肌腱、关节等（图4-10）。

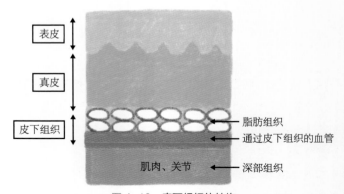

图4-10 皮下组织的结构

皮下组织的炎症，首先是脂肪组织自身的病变以及循环障碍等引起的血管病变（图4-11①②）。深部组织有炎症时，就会累及皮下组织。因此，皮下组织的炎症，要考虑在其下面有可能存在肌肉和关节的病变（图4-11③）。

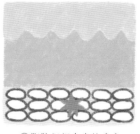

①脂肪组织自身的病变

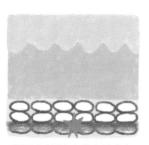

②通过皮下组织的血管病变

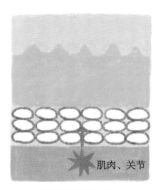

③深部组织的病变

图4-11　深部组织的炎症

综上所述，遇到皮下组织病变时，需要鉴别的疾病有以下3种：①脂肪组织的病变；②体循环血管的病变；③深部组织的病变。

接下来，我们来考虑一下各种病变的原因。首先是脂肪组织的病变，其最常见的病因是细菌感染（蜂窝织炎）。另外，自身免疫机制也会引起脂肪组织的炎症。代表性的疾病是结节性红斑。

其次，作为血管病变，多伴有静脉淤滞。自身免疫也会产生血管病变（血管炎）。

更深层的病变要注意急性关节炎。也就是说，皮下组织病变的原因有感染病、自身免疫性疾病、循环障碍和深层炎症4种（表4-1）。

表 4-1　皮下组织炎症的原因

感染病	蜂窝织炎
自身免疫性疾病	结节性红斑、血管炎
循环障碍	静脉淤滞
深层炎症	急性关节炎

但是，根据临床症状很难确定病因。以下图片所展示的都是皮下组织的病变，但无法区分（图4-12）。

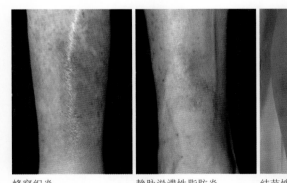

蜂窝织炎　　　　静脉淤滞性脂肪炎　　　　结节性红斑

图 4-12　无法从外观上区别的皮下组织疾病

因此，判定病变是单发还是多发是鉴别的重点。感染病基本上是单发性的病变。另外，自身免疫性疾病大多会形成多发性病变。循环障碍有单发的情况，也有多发的情况。关节部存在单发病变时，需要鉴别感染病和关节炎。

2.2 确定鉴别诊断的顺序

和之前一样，将感染病、循环障碍、自身免疫性疾病这3种疾病以发病率和严重程度为轴进行分类。其中，发病率较高的是感染病和循环障碍。另外可以说，严重程度高的是感染病和自身免疫性疾病（图4-13）。

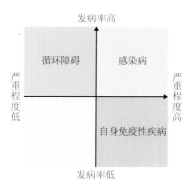

图 4-13　循环障碍、感染病、自身免疫性疾病的严重程度、发病率

进一步基于病变数量缩小鉴别范围，单发的情况下是感染病和循环障碍。因为这些疾病很难鉴别，首先作为感染病进行治疗，没有改善的情况下再考虑循环障碍（图4-14A）。

在病变多发的情况下，肯定不是感染病，集中在循环障碍和自身免疫性疾病上。这种情况下很难确定优先顺序，所以最好同时对两者进行鉴别（图4-14B）。

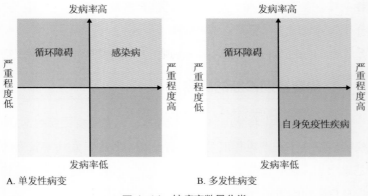

A. 单发性病变   B. 多发性病变

图 4-14　按病变数量分类

　　如果单发性病变在关节部时，进一步鉴别诊断为急性关节炎。总结以上内容的诊断流程图（图4-15）如下所示。

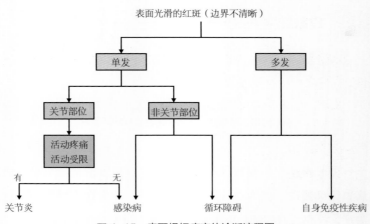

图 4-15　皮下组织病变的诊断流程图

3 皮下组织的病变①（细菌感染）

 我们先来了解一下皮肤的感染病吧！皮下组织的细菌感染是蜂窝织炎。

 蜂窝织炎不仅在皮肤科，在其他科也会遇到。

 是啊。但是对于蜂窝织炎的诊断方法，很多人并不十分了解。

 确实，我觉得只要皮肤变红就可诊断为蜂窝织炎。

 蜂窝织炎的误诊出奇地多。无论什么科都有必要了解蜂窝织炎的症状和诊断方法。

3.1 皮肤细菌感染的皮疹

从这里开始，解说皮下组织病变的代表性疾病——蜂窝织炎。在此之前，首先考虑皮肤的细菌感染。

皮肤的细菌感染可以根据病变的深度分为 2 类。

皮肤细菌感染的分类：
① 浅表感染；
② 深部感染。

浅表感染主要是表皮的感染病，从真皮深层到皮下组织的细菌感染病变是深部感染（图4-16）。

即使是感染病的诊断，也要注意皮疹的表面性状：表皮感染存在表面变化，深部感染的表面无变化且光滑。

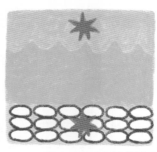

浅表感染
（传染性脓痂疹）

深部感染
（蜂窝织炎）

图4-16　浅表感染和深部感染

请试着比较图4-17中2种皮疹的表面，就会十分清楚浅表感染与深部感染的差异。

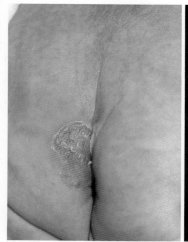
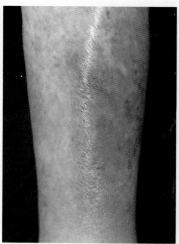

A. 传染性脓痂疹（表面有变化）　　B. 蜂窝织炎（表面无变化）

图4-17　皮肤的细菌感染

浅表感染的代表性疾病就是传染性脓痂疹，俗称"黄水疮"，由金黄色葡萄球菌和溶血性链球菌感染表皮引起。金黄色葡萄球菌会产生各种各样的外毒素，其中一种是具有切断表皮细胞之间结合作用的表皮剥脱毒素（exfoliative toxin）。金黄色葡萄球菌感染表皮时，表皮细胞被溶解，形成水疱（图4-17A）。

细菌感染皮下组织的情况是蜂窝织炎，表皮不发生变化，表面呈光滑且边界不清晰的红斑（图4-17B）。

综上所述，皮肤的感染也会随着病变的不同深度而发生外观变化，因此关注皮疹表面的症状是很重要的。

一般来说，固有的印象是感染就会伴有发热，但需要注意的是，很多情况下皮肤感染并不会伴有发热。蜂窝织炎发热的比例为23%～77% [2]。

3.2 蜂窝织炎的检查

接下来进行蜂窝织炎的诊断。是否存在能够确定蜂窝织炎诊断的检查呢?首先来看血液检查。白细胞、CRP作为感染病的指标而广泛使用，是作为初诊时的常规筛查项目进行的。但是，蜂窝织炎也有比例不上升的情况（表4-2）[2]。

表 4-2　蜂窝织炎检查值为正常比例

WBC 正常	50%～66%
CRP 正常	3%～23%

因此，即使检查值正常，也不能否定是蜂窝织炎。另外，由于白细胞和CRP不具有疾病特异性，所以不能直接诊断为蜂窝织炎。

其他的检查项目有ASO（抗链球菌溶血素O抗体）试验。ASO是针对溶血性链球菌产生的抗溶血毒素（链球菌溶血素O）的抗体，如果它上升了，就可以证明致病菌是溶血性链球菌。

但是该数值开始上升需要一段时间，因此对急性期的诊断没有作用（表4-3）[3]。

表4-3 溶血性链球菌感染后的ASO阳性率	
1周后	30%
2周后	50%
3周后	70%
4周后	90%

表4-4 蜂窝织炎培养的阳性率	
血液培养	< 5%
皮下组织培养	20% ~ 30%

那么，被称为细菌感染诊断金标准的培养检查如何呢？培养检查的阳性率如表4-4所示[4]。

蜂窝织炎血液培养呈阳性的情况很少，没有免疫缺陷的正常人，蜂窝织炎合并菌血症的可能性相当低。

另外，由于细菌存在于皮下组织，与痰和尿不同，采集样本很不容易。为了直接培养，需要采集用于进行活检的皮下组织样本。但是皮下组织培养的阳性率很低，只有20% ~ 30%。原因可能是样本的采集困难，蜂窝织炎局部的细菌密度与炎症反应的强度相比较低[2]。

综上所述，通过培养检查很难诊断蜂窝织炎，不推荐将培养作为常规检查。

另外，CT和MRI等的影像观察也是非特异性的，不能与其他皮下组织的炎症性疾病相鉴别。但是，有报告称与脓肿鉴别时，影像检查是有用的[5]，如果无法确定是否可鉴别为皮下脓肿，可以进行影像学检查。

3.3 蜂窝织炎的诊断

综上所述，不存在能确定蜂窝织炎诊断的检查，只能根据非特异性的临床表现来诊断，因此也有误诊蜂窝织炎的情况。

据报道，一般医生蜂窝织炎的误诊率达到 28%，其中误诊率最高的是静脉瘀积性皮炎（表4-5）[6]。

表4-5 误诊为蜂窝织炎的疾病细目

静脉瘀积性皮炎	36%
静脉血栓	10%
非特异性皮肤炎	5%
其他	49%

如何区分呢？为鉴别蜂窝织炎与其他皮下组织的病变，需要注意的有 3 点 [2]。

鉴别蜂窝织炎的要点：
① 病变的数量；
② 关节部位；
③ 细菌的侵入部位。

首先，①蜂窝织炎几乎都是单发且单侧的，如果双脚上出现多发性皮疹，就需要考虑蜂窝织炎以外的疾病。

其次，②关节部位有皮疹时，就要考虑关节炎的炎症可能已经累及皮肤。不熟练关节诊察的人简单区别关节炎和蜂窝织炎的要点是，关节活动时的疼痛和活动度的限制（图4-18）。发生关节炎症是指活动关节会产生疼痛，关节活动度减少[7]。如果怀疑是关节炎，请咨询骨科医生。

另外，皮下组织炎症的患者自诉，接触皮肤时会感到疼痛，但在关节被动运动时疼痛不会增强[8]。

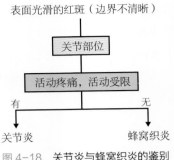

表面光滑的红斑（边界不清晰）

关节部位

活动疼痛，活动受限

有　　　　　　　　　　　无

关节炎　　　　　　　　蜂窝织炎

图4-18　关节炎与蜂窝织炎的鉴别

　　图4-19是痛风发作引起的伴随急性关节炎的症状。乍一看可能是蜂窝织炎，所以要注意不要误诊。虽说皮肤发红但病因不一定局限于皮肤。如果关节部有病变，试着活动关节确认疼痛是否变强，这点很重要。

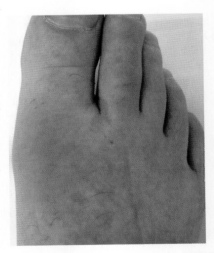

图4-19　拇趾 MTP 关节的急性痛风关节炎
〔谷口敦夫. 痛風の臨床像と診断のコツ. medicina 49：1341,2012〕

　　其他值得参考的是：③细菌侵入的部位。据说77%的蜂窝织炎患者发现了侵入部位[2]。因此，如果有作为侵入部位的外伤或溃疡，那么患蜂窝织炎的可能性就会增加。另外，足癣的糜烂成为感染病因的情况也很多，所以确认趾间的症状也很重要。

让我们来看看实际的皮疹。请看图4-20的图片，你会想到什么呢？因为表面是光滑的红斑且边界不清，可见是皮下组织的病变。看到的部位好像是足关节部位，这种情况下需要鉴别蜂窝织炎与急性关节炎。

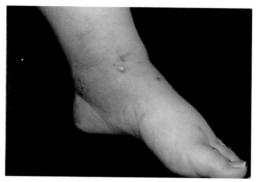

图4-20　足关节部位的病变

在这里必须确认的是，关节活动时的疼痛和活动度的限制。在这个病例中没有这些表现，所以判定为蜂窝织炎。而且还存在细小的溃疡，这可能成为细菌侵入的部位。

3.4　蜂窝织炎的治疗

接下来探讨蜂窝织炎的治疗。细菌感染的治疗方法是抗菌药物。通常进行培养检查来确定致病菌，使用对致病菌敏感的抗菌药。但是蜂窝织炎的问题在很多情况下不能通过培养分离细菌，所以不知道引起炎症的细菌是什么。只能依赖过去的报告为基础的经验性治疗。

然而，关于致病菌，有的研究中溶血性链球菌多，有的研究中金黄色葡萄球菌多，结果不固定（表4-6）[9-10]。

表4-6 蜂窝织炎的致病菌

Gunderson 等的报告	Chira 等的报告
·溶血性链球菌：58%	·金黄色葡萄球菌：50%
·金黄色葡萄球菌：14%	·溶血性链球菌：27%

因此，一般会进行基于金黄色葡萄球菌和溶血性链球菌2种假设的治疗。主要使用头孢氨苄和头孢唑林等第一代头孢类抗菌药。治疗期间虽然没有明确规定，但文献上记载为5~10d[2]，所以以此为标准比较好。

但是，如果治疗经过不理想该怎么办呢？

蜂窝织炎治疗无效时应该考虑的事项：
·治疗不充分；
·诊断错误。

如果抗菌药效果不佳，有可能是治疗不充分（抗菌药谱不同，给药量过少等）。在此之前要考虑不是蜂窝织炎的可能性，有必要再重新检视一次诊断。在进行诊疗的同时要牢记蜂窝织炎的误诊率很高。

3.5 病例

在这里提供一个病例。想要复习这个章节内容的人，请试着解答病例问题。

病例4-1： 39岁，女性

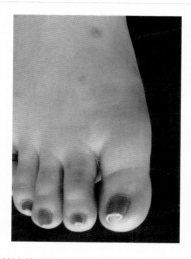

Q1：首先应该关注的要点是什么？

Q2：接下来应该关注的要点是什么？

Q3：需要鉴别诊断的疾病是什么？

Q4：为了鉴别需要什么？

Q5：诊断是什么？

病例解说

 我们一边观察实际病例，一边学习皮肤科诊断吧！看到这张图片，你会想到什么呢？

 足背有红斑，表面看起来很光滑。

 说得对。那么红斑的边界是怎样的呢？

边界不清晰。

红斑边界不清晰，表示病变存在于皮下组织。怎样鉴别皮下组织的病变呢？

是蜂窝织炎吗？

是啊。但是除此之外，还需要考虑循环障碍和自身免疫性疾病，而且也有可能不是皮肤疾病，而是骨和关节等的炎症累及皮肤。

很难啊！有区分的方法吗？

有 2 个要点。一个确定是单发还是多发，另一个是确定病变下方是否有关节。

这个病例好像是单发的。

因为蜂窝织炎绝不会多发，在多发病变的情况下考虑循环障碍和自身免疫性疾病。这个病例是单发的，所以很有可能是蜂窝织炎。

病变看起来像是在关节部位。

如果关节部位有病变，就需要注意这可能不是皮肤病，而是关节炎症累及皮肤而引起的红斑。也就是说，这个病例需要鉴别蜂窝织炎与急性关节炎。

我们该如何鉴别呢？

试着活动关节，确认疼痛是否增强。关节炎症在活动关节的时候会产生疼痛。蜂窝织炎患者自诉接触皮肤时会感到疼痛，但在关节被动活动时疼痛不会增强。

原来如此，还有这样的鉴别方法啊！

 这个病例中疼痛没有增强，看来很可能是蜂窝织炎。

 急性关节炎都包括哪些疾病呢？

 具有代表性的疾病是痛风和假性痛风。痛风多发于脚趾，假性痛风多发于膝盖。在这个病例中疾病发生在足部，所以有必要与痛风区别。再来看看血液的检查结果。

【血液检查结果】

WBC: 10800个 / μL（正常值：3000～7800个 / μL）

CRP: 0.57mg / dL（正常值：≤0.3mg / dL）

尿酸:4.0mg / dL（正常值：2.5～7.0mg / dL）

 尿酸值正常。

 如果尿酸值在男性中达到 7mg / dL 以上，在女性中达到 6mg / dL 以上，痛风发作的可能性就高。不过，需要注意的是，痛风发作时尿酸值也会下降。不明白的时候咨询骨科医生，这点也很重要。

 那怎么治疗呢？

 口服抗菌药物治疗 1 周就治愈了。

A1：皮疹表面的性状，与周围的边界是否清晰？

A2：单发还是多发？是否发生在关节部位？

A3：蜂窝织炎，痛风发作。

A4：活动时有无疼痛，尿酸值的测定。

A5：蜂窝织炎。

解说视频

接下来对循环障碍进行解说。

 我知道循环障碍分为动脉性和静脉性。

 重点需要与蜂窝织炎相鉴别的是静脉循环障碍。我记得很多自诉为难治性蜂窝织炎的患者来医院就诊，其实是静脉循环障碍。

 是啊！如果蜂窝织炎很难治好，就必须考虑循环障碍的可能性。

4.1 循环障碍

我们将从这里开始解说循环障碍。

下肢静脉为将血液输送回心脏而具有 2 种功能，其一是小腿肌肉的动力泵作用（图4-21）。

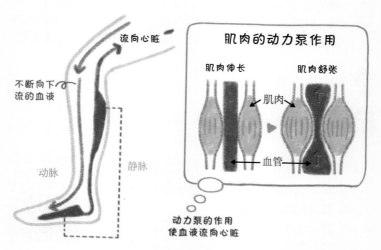

图 4-21 通过肌肉压迫静脉将血液泵出

但是，如果静脉只是一个管道，由于重力的作用又会向下回流。为了防止这样的情况发生，静脉中有防止逆流的阀门（静脉瓣），成为不会逆流的装置。

但是，如果瓣膜的功能减弱，肌肉的动力泵作用下降会怎么样呢？静脉内的血液潴留，静脉壁上的压力（静脉压）升高。

持续的高静脉压会对皮肤的上层和下层产生影响(图 4-22)。

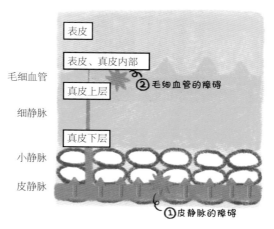

图 4-22　持续高静脉压引起的皮肤变化

①在皮下组织中走行的皮下静脉引起静脉周围炎，再加上脂肪组织的血液循环障碍，脂肪细胞坏死引起皮下组织的炎症。

②真皮上层的毛细血管受损，氧气和营养物质无法扩散，因此组织处于贫血状态，皮肤屏障功能破坏，因而对外来刺激的反应性增强，容易形成湿疹病变。

皮下组织的病变伴有发红、压痛症状，形成蜂窝织炎样病变。乍一看与蜂窝织炎很难区分（图4-23）。对于难治性的蜂窝织炎，最好用超声检查确定是否为静脉瘤。

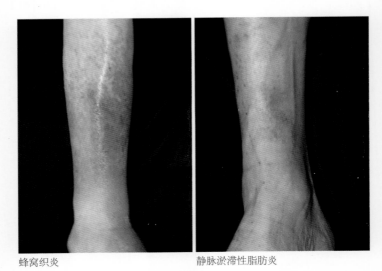

蜂窝织炎　　　　　　　　　　静脉淤滞性脂肪炎

图 4-23　无法从外观上区别的皮下组织病变

　　治疗中重要的是改善静脉血液循环障碍，穿戴弹性绷带和弹性长筒袜可以改善此症状。还需要通过适度的运动促进肌肉的动力泵作用，从而改善血液循环。如果病因是下肢静脉曲张，也可以进行硬化疗法和手术。

5 皮下组织的病变（自身免疫性疾病）

 在皮下组织的病变中也需要考虑自身免疫性疾病。

 是啊，特别是结节性红斑，其他科经常错误地把它当作蜂窝织炎来治疗。虽然遇到的频率不高，但有必要了解一下。

 医师资格考试的时候虽然学习了，但不是很明白。

 把它归类为皮下组织的病变去记忆就容易理解了。下面看一下自身免疫性疾病。

5.1 结节性红斑的皮疹

自身免疫性疾病有脂肪组织炎症和血管炎症2种。我们先解说脂肪组织炎症的代表性疾病——结节性红斑。

结节性红斑的发病机制尚不明确，但多在扁桃体炎等上呼吸道感染约 2 周后发病。因此推测由溶血性链球菌等细菌引起的自身免疫反应（Ⅳ型过敏反应和由免疫复合体引起的Ⅲ型过敏反应）。

自身免疫反应引起的脂肪组织炎症，出现表面光滑且边界不清的红斑，并伴有热感、肿胀和疼痛。有时也伴有发热和白细胞升高，有时还被误认为蜂窝织炎（表4-7）[11]。

表 4-7 结节性红斑的临床检查表现

发热	23%
白细胞升高	24%

鉴别的关键点是皮疹的分布。蜂窝织炎是单发且单侧性的（图4-24A），而结节性红斑多发于双腿（图4-24B），这是其

重要的鉴别点。若怀疑为多发的蜂窝织炎病变，则需要考虑结节性红斑。

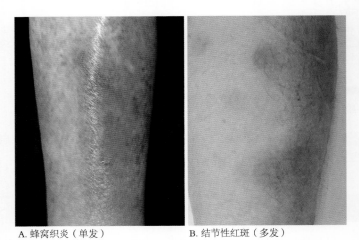

A. 蜂窝织炎（单发）　　　　　　B. 结节性红斑（多发）

图 4-24　通过皮疹分布来区分

另外，结节性红斑合并Behçet病和炎症性肠炎等各种基础疾病而发病。问诊时要注意这些。但是不能确定病因的病例占了半数以上（表4-8）[12-13]。

表 4-8　结节性红斑的病因

结节性红斑的病因（国外）	结节性红斑的病因（日本）
1. 特发性：55%	1. 特发性：58%
2. 感染：28%~48%	2. 感染：16%
3. 结节病：11%~25%	3. Behçet病：16%
4. 药剂：3%~10%	4. 炎症性肠炎：8%
5. 妊娠：2%~5%	5. 大动脉炎：3%
6. 炎症性肠炎：1%~4%	

症状大多会自然消退，治疗时对症使用NSAIDs。不过，当症状较严重时，也有全身使用类固醇的情况。

结节性多动脉炎的皮疹

具有代表性的血管自身免疫性疾病是结节性多动脉炎（polyarteritis nodosa，PAN）。结节性多动脉炎是一种中型血管出现障碍的全身性血管炎，临床表现为发热、关节痛等全身症状，心脏、肾脏、呼吸器官、消化器官等各种器官发生病变，有时伴有皮肤症状。有时症状局限于皮肤，这种情况称为皮肤型结节性多动脉炎。

结节性多动脉炎的种类：
· 全身型；
· 皮肤型。

由于PAN的皮疹是皮下组织的病变，且为多发型，有时很难与结节性红斑区分。图4-25中A为结节性红斑，B为PAN，从外观上无法区分彼此。

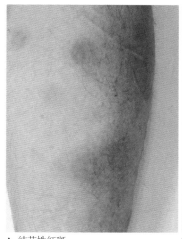 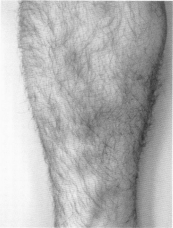

A. 结节性红斑　　　　　　　　B. 结节性多动脉炎（PAN）

图4-25　无法从外观上区别的皮下组织病变

这些疾病可以通过皮肤活检来鉴别，但是实际操作中却不怎么使用这种方法。因此在内科报告的结节性红斑的病例中也有可能存在PAN。在内科医生诊疗的时候，通过皮肤活检确定诊断也很重要。

全身使用类固醇进行治疗，也有并用免疫抑制剂的情况。但是，对于皮肤型，在症状较轻的情况下也可只对症治疗而观察病情。皮肤型与全身型相比，生命预后较好，但也有从皮肤型向全身型转变的情况，有必要慎重观察病情发展。

总结上述内容，如图4-26的流程图所示。病变在非关节部位的情况下，考虑感染病、循环障碍、自身免疫性疾病这3种病变。因此下图根据病变的数量（单发或多发）可以在一定程度上缩小鉴别范围。

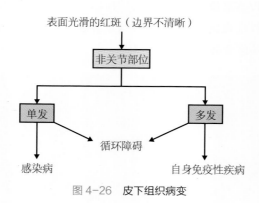

图4-26 皮下组织病变

5.3 病例

在这里提供一个病例。想要复习这个章节内容的人，请试着解答病例问题。这个病例伴发38℃左右的发热。

病例 4-2： 58 岁，女性

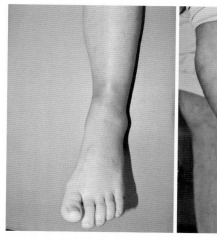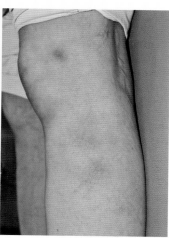

Q1： 首先应该关注的要点是什么？

Q2： 接下来应该关注的要点是什么？

Q3： 需要鉴别诊断的疾病是什么？

Q4： 为了鉴别需要什么？

Q5： 诊断是什么？

病例解说

 这个病例是下肢红斑，表面很光滑。

 由于边界不清晰，病变好像在皮下组织。看起来像蜂窝织炎……

 为了诊断皮下组织的病变，需要注意以下 2 点：病变的数量和是不是发生在关节部位。确实，如果只看第 1 张图片，好像是蜂窝织炎。但是看到第 2 张图片你会想到什么呢？

像是多发。

 是的。可以认为蜂窝织炎绝不可能是多发，多发病变要考虑循环障碍和自身免疫性疾病。

 具体来说，要鉴别哪些疾病呢？

 循环障碍的代表性疾病是静脉淤滞性脂肪炎。如果有下肢静脉曲张，血液不能回到心脏，静脉壁的压力会升高，从而导致脂肪细胞坏死，引起皮下组织的炎症。因为经常将其误认为是蜂窝织炎而进行治疗，所以要注意。

 是自身免疫性疾病吗？

 如果是自身免疫性疾病，则需要鉴别结节性红斑和结节性多动脉炎（PAN）。皮下组织的脂肪炎是结节性红斑，皮下组织的动脉炎是 PAN。PAN 是非常罕见的疾病，所以在临床实践中遇到的结节性红斑比较多。

 怎么分辨这个病例是循环障碍还是自身免疫性疾病呢？是血液检查吗？

 这些很难从外观上区分，而且血液检查大多也没什么用。

【血液检查结果】

WBC：6330个 / μL（正常值：3000～7800个 / μL）

CRP：4.66mg / dL（正常值：≤0.3mg / dL）

 CRP 上升了。

但是无论是蜂窝织炎还是自身免疫性疾病，白细胞和 CRP 都会上升，甚至有时静脉淤滞性脂肪炎也会上升，所以很难用血液检查来鉴别。但是，有无发热是其重要的鉴别要点。

在这个病例中有发热吗？

发热 38℃左右。因为在循环障碍中不发热的情况很多，所以自身免疫性疾病的可能性很高。

反之，如果没有发热，就可以认为是循环障碍。

也不一定，在皮肤感染和自身免疫性疾病中不发热的情况也很多。不发热时，就要注意了（蜂窝织炎的发热率：23% ~ 77%，结节性红斑的发热率：23%）。

明白了。这个病例有发热，所以比较容易理解。如果是自身免疫性疾病，就要鉴别结节性红斑和 PAN。该怎么鉴别呢？

因为外观几乎一样，所以很难分辨，鉴别时需要皮肤活检。这个病例通过皮肤活检诊断为结节性红斑。虽然对症下药服用 NSAIDs 得到了治愈，但是症状很严重时还需要全身类固醇给药。

第 4 章

A1：皮疹表面的性状，与周围的边界是否清晰？
A2：单发还是多发？是否位于关节部？
A3：循环障碍，自身免疫性疾病。
A4：皮肤活检。
A5：结节性红斑。

解说视频

6 紫癜

 下面我们来学习紫癜。

 把紫癜看错成红斑这种事会发生吗？颜色完全不一样。

 紫癜不一定是紫色的，也有略显红色的紫癜，所以正确辨别很重要。

 是用玻璃压法确认的吧。

 是啊。首先解说一下紫癜的诊断方法，然后再考虑紫癜的病因。

6.1 紫癜的鉴别诊断

　　介绍一下与红斑进行鉴别时很重要的紫癜。紫癜表示皮肤内发生了出血，因此当诊断为紫癜时，必须考虑出血的原因是血管本身还是血液（图4-27）。

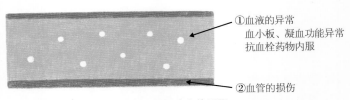

①血液的异常
血小板、凝血功能异常
抗血栓药物内服

②血管的损伤

图 4-27　出血的原因

　　血液从血管渗出时，通常会引发止血作用，血液立刻就会凝固。因此，不会见到流出肉眼可见的红细胞。但如果血小板或凝血功能异常，或口服抗血栓药物，止血功能失效，就会形成紫癜。

另外，血管自身受到严重损伤时也会形成紫癜，造成损伤的原因有2种。

血管损伤的原因：

· 物理刺激；

· 血管炎。

引起血管损伤最常见的病因是物理刺激。当用力挠皮肤等时，皮肤的血管会受到损伤而形成紫癜。特别是老年人，由于年龄的增长，作为血管支持组织的胶原纤维变得脆弱，即使受到轻微的刺激，血管也会受到损伤。这种支持组织衰弱引起的血管损伤被称为老年性紫癜。

引起血管损伤的另一个病因是血管炎。由于自身免疫机制，血管壁遭到破坏而形成紫癜。根据具体情况的不同，血管炎也可能引起致死的症状，可以认为其是紫癜鉴别中最重要的疾病。

有没有从外观上可以鉴别血管炎紫癜的方法呢？请试着对比下面的图片（图4-28）。老年性紫癜是扁平的，而血管炎的紫癜稍微隆起。我们从组织病理学的角度来探讨这个病因。

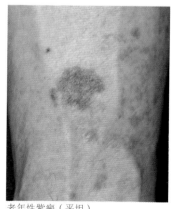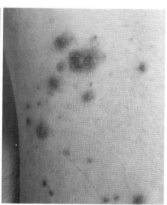

老年性紫癜（平坦）　　　　血管炎（隆起）

图 4-28　血管炎的鉴别方法

在老年性紫癜的情况下，组织内只有红细胞，皮疹不会隆起。而血管炎在红细胞的基础上还会并发炎症，所以皮疹会稍微隆起（图4-29）。

平坦的紫癜 　　　　　　　　隆起的紫癜

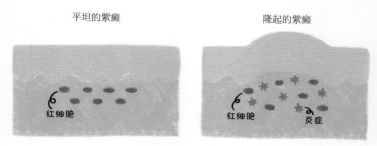

图 4-29　血管炎的鉴别方法

这种稍微隆起的紫癜被称为"可触知的紫癜（palpable purpura）"。皮肤科的诊疗不仅要看视诊，触诊也很重要。

首先通过按压来鉴别红斑与紫癜，其次看是否隆起来鉴别血管炎。

下图是紫癜的诊断流程图（图4-30）。

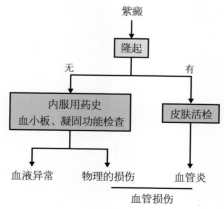

图 4-30　紫癜的诊断流程图

看到紫癜时，首先要确认紫癜是否隆起。如果隆起，则怀疑是血管炎。为了确定诊断，考虑进行皮肤活检。如果是没有隆起的紫癜，首先要确认是否有抗血栓药物的用药史，通过血液检查确定血小板、凝血功能是否存在异常。如果没有用药史，血液检查也没有异常，可以认为是物理性损伤。但是，需要注意的是，可能有几个病因是重复的。例如，口服抗血栓药物的患者也可能引起血管炎。只知道一个病因不一定是足够的，需要认真探讨研究。

6.2 血管炎的皮疹

接下来对血管炎进行详细的解说。血管炎是由自身免疫机制异常引起血管壁发生炎症，导致血管内腔狭窄、闭塞以及动脉瘤形成的疾病。血管炎的症状分为 2 种：炎症引起的发热等全身症状和血管狭窄引起的器官缺血症状（表 4-9）。

表 4-9　血管炎的症状

全身症状	发热、关节痛
器官的缺血症状	肾脏损害、消化道出血、末梢神经炎等

表 4-10　根据血管大小分类的血管炎

大血管炎	主动脉和主要分支
中血管炎	主要器官动脉
小血管炎	器官内动脉、小动脉、毛细血管

血管炎根据种类的不同，容易发生病变的血管的粗细也不同。根据管径大小大致分为 3 种类型，这对诊断有很大的帮助（表4-10）。

一般来说，大血管即使有些狭窄，也不容易出现缺血症状，因此仅全身症状维持的时间较长，易出现不明热；与此相反，小血管炎内腔狭窄和闭塞在较短的期间内产生，容易出现脏器症状。

由皮肤引起的血管炎发生于中型和小型血管。中型血管是穿行于皮下组织的皮下动脉，而小型血管是真皮上层的细动脉和毛细血管（图4-31）。具有代表性的中血管炎是结节性多动脉炎，小血管炎又分为ANCA相关性血管炎和免疫复合物性血管炎（IgA血管炎等）（表4-11）。

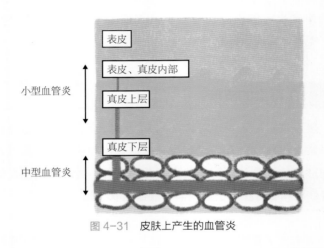

图 4-31　皮肤上产生的血管炎

表 4-11　皮肤血管炎的种类

中血管炎	结节性多动脉炎
小血管炎	①ANCA 相关性血管炎；②免疫复合物性血管炎

血管炎的皮肤症状根据患病血管的深度和大小而变化。真皮的浅层血管发生血管炎时，血管受到损伤而出血，形成紫癜（触知性紫癜）。另外，真皮下层到皮下组织的血管较粗，不易出血，皮下组织的炎症是其主要病变（图4-32）。

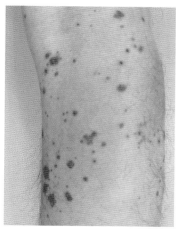
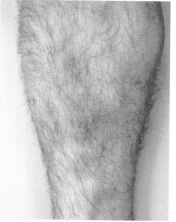

小型血管炎（紫癜）　　　　　　　　中型血管炎（皮下组织的炎症）

图 4-32　血管炎的皮肤症状

如上所示，可以通过外观来区分患病血管。但是，需要注意的是，仅通过观察触知性紫癜的外观，无法鉴别ANCA相关性血管炎和免疫复合物性血管炎（图4-33）。

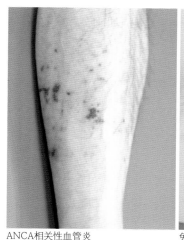
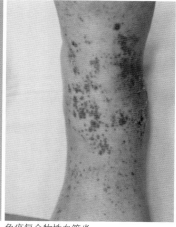

ANCA相关性血管炎　　　　　　　　免疫复合物性血管炎

图 4-33　无法从外观上区别的 2 种血管炎

为了诊断，首先需要用活检确认血管炎，然后测定 ANCA，用荧光抗体法确认活检组织中有无免疫球蛋白沉积。

小血管炎的诊断方法：
① 通过活检确认血管炎；
② ANCA的测定；
③ 用荧光抗体法确认组织中的免疫球蛋白沉积。

小血管炎会出现肾病症状和消化器官疾病症状等各种各样的器官症状。也有先出现器官症状，然后出现皮肤症状的情况，从内科等科室到皮肤科咨询的这种案例也很多。在内科进行细查的患者如果出现紫癜就要注意了（表4-12）[14-15]。

表4-12　小血管炎的器官症状

ANCA 相关性血管炎 （显微镜下多发血管炎）	76% 先出现肾病症状、肺病症状
免疫复合物性血管炎 （IgA 血管炎）	14%～36% 先有消化器官症状

ANCA相关性血管炎可能是致命的，所以治疗基本上是类固醇和免疫抑制剂并用。另外，在免疫复合物性血管炎的情况下有时只出现皮肤症状，根据脏器症状的有无考虑类固醇给药。

血管炎的诊疗非常复杂，所以皮肤科以外的医生可能很难诊断。首先从皮肤症状可以怀疑为血管炎。如果疑似为血管炎的紫癜，请介绍至皮肤科。

6.3 病例

这里提供 2 个病例。想要复习这个章节内容的人，请试着解答病例问题。病例 4-3 患者没有内服抗血栓药物，病例 4-4 正在内服华法林钾。

病例 4-3: 89 岁，男性

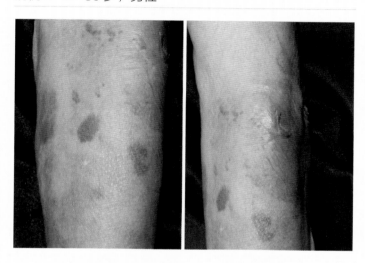

Q1: 首先应该关注的要点是什么?

Q2: 接下来应该关注的要点是什么?

Q3: 可能是什么原因?

Q4: 为了鉴别需要什么?

Q5: 诊断是什么?

病例解说

 这是上肢病变，表面很光滑。

 这个皮疹好像不是红斑，因为是紫色，所以应该是紫癜。

是啊，这个病例很好理解，但是说到紫癜也不一定是紫色的。这种微红的紫癜很难与红斑区分，所以需要注意。

 明明叫紫癜，却不是紫色，真是让人容易混淆啊！

 紫癜是皮肤内出血引起的皮疹，与颜色没有关系。斑（红斑、褐色斑、黑斑等）是根据颜色分类的，只有紫癜是例外的，所以很容易混淆。这也是皮肤科比较难理解的原因。对了，你知道鉴别红斑与紫癜的方法吗？

 是玻璃压法吧！

 没错。原先的方法是用玻璃片按压，但只要用手指按压就可以了，因为红斑是由血流增加引起的皮疹，按压会使血管破裂而消失；紫癜是出血引起的皮疹，即使按压也不会消失。

 那么这个病例是什么呢？

 用手指按压也不会消失，肯定是紫癜（图1）。

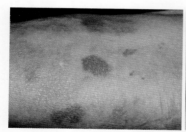 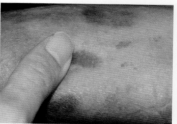

图1 紫癜用手指按压也不会消失

 必须考虑紫癜的病因。那么是什么病因呢？

 是血液凝固异常吗？

没错。但是在紫癜中存在 2 个病因：一个是<u>血小板、凝血因子等血液的异常因素</u>；另一个是<u>血管损伤</u>。血液异常因素也包括抗血栓药的内服。

 是吗？首先需要<u>确认内服药</u>的情况。

 没错，这位患者没有服用抗血小板药和抗凝药。接下来看看<u>血液检查</u>。

【 <u>血液检查结果</u> 】

血小板：15.6×10^4 个 / μL （ 正常值： $13.1 \sim 36.2 \times 10^4$ 个 / μL ）

PT-INR：1.08（ 正常值： $0.85 \sim 1.15$ ）

APTT：30.6s（ 正常值： $24.3 \sim 36.0s$ ）

 血液好像没有异常。是血管损伤吗？

 是啊。那么血管损伤的原因有哪些呢？

 是碰撞等物理性损伤吗？

 一种是物理性损伤，另一种是血管炎。血管炎紫癜的特征是隆起，这个病例皮疹没有隆起，像是物理性损伤。特别是老年人，其血管周围的组织衰弱，所以稍微受点刺激就容易出血。这位患者已经 89 岁高龄了。

 仔细一看，皮肤也有裂开的部分。

 皮肤很脆弱，表皮反复脱落，可以认为是物理性损伤引起的紫癜。另外，由于年龄增长引起皮肤脆弱而出现的紫癜，也被称为老年性紫癜。综上，将这个病例诊断为<u>老年性紫癜</u>。

A1：皮疹表面的性状。

A2：玻璃压法。

A3：血小板、凝血功能异常，血管损伤。

A4：有无隆起、用药史、血液检查。

A5：老年性紫癜。

解说视频

病例4-4：44岁，女性

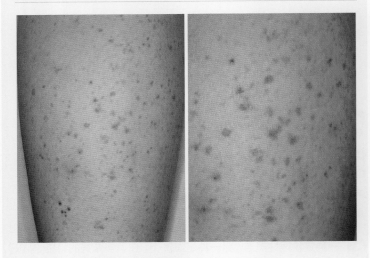

Q1：首先应该关注的要点是什么？

Q2：接下来应该关注的要点是什么？

Q3：可能是什么病因？

Q4：为了鉴别需要什么？

Q5：诊断是什么？

病例解说

 接下来我们来看最后的病例。下肢好像出现了皮疹。

是红斑吗？表面很光滑。

 真的是红斑吗？

 嗯……

 微红色的斑不一定只是红斑，也必须考虑紫癜的可能性。紫癜也是真皮层的病变，所以表面光滑。

 原来如此。首先必须用玻璃压法确认。

 没错。这个病例即使按压也不消失，好像是紫癜。接下来思考一下紫癜的病因是什么。

 有2个原因：血液异常和血管损伤。内服用药情况怎么样？

 在这个病例中患者内服了抗凝药（华法林钾），血液检查也显示PT-INR延长。

【血液检查结果】

血小板：13.4×10^4个 / μL（正常值：（$13.1 \sim 36.2$）$\times 10^4$个 / μL）

PT-INR：1.71（正常值：$0.85 \sim 1.15$）

 那么，可以诊断为内服抗凝药引起的紫癜吗？

 现在诊断还太早。以防万一，也试着考虑一下血管损伤。血管损伤的原因有哪些呢？

 物理性损伤和血管炎。老年人血管周围的组织衰弱，容易受到物理性损伤。

的确如此。不过这位患者才 44 岁，老年性紫癜的可能性很低。你知道鉴别物理性损伤与血管炎的方法吗？

 皮肤活检吗？

 确实，做皮肤活检就能知道，但在那之前还是想通过外观试一试。血管炎的紫癜多是微微隆起。

 明白了。

 物理性损伤引起的紫癜，因为只是真皮出血，所以是平坦的。血管炎不仅仅是真皮出血，还存在炎症，所以外表看起来是隆起的。光看图片可能不太清楚，但这个病例一摸就可触及隆起。

 触诊也很重要。

 在皮肤科诊断中一般都是如此，但是在紫癜的诊断中触诊尤其重要。用玻璃压法确认紫癜以及从隆起确认血管炎的时候都需要用到触诊。

 这个病例可以诊断为血管炎吗？

 虽然怀疑是血管炎，但以防万一，需要通过皮肤活检确认。这个病例通过皮肤活检诊断为血管炎。由于血管的炎症破坏了血管，变成了紫癜。

 治疗时使用内服的类固醇还是免疫抑制剂？

 虽然明确是血管炎，但是接下来有必要诊断出血管炎的种类。你知道血管炎有哪些种类吗？

 我知道 ANCA 相关性血管炎……

血管炎有很多种，每种治疗方法都不一样，具有代表性的是ANCA 相关性血管炎和免疫复合物性血管炎。为了作出诊断，需要在血液检查中测定 ANCA，然后用活检组织的荧光抗体法确认 IgA 的沉积。这个病例 ANCA 检测结果为阴性，用荧光抗体法发现血管壁有 IgA 沉积，所以诊断为 IgA 血管炎。

 血管炎的诊断太难了。

 确实，需要皮肤活检和荧光抗体法，非皮肤科的医生很难作出诊断，但至少可作出疑似血管炎的判断。如果看到紫癜，不要忘记确认是否隆起。

A1：皮疹表面的性状。
A2：玻璃压法。
A3：血小板、凝血功能异常，血管损伤。
A4：有无隆起、皮肤活检。
A5：血管炎（IgA 血管炎）。

解说视频

第 4 章

COLUMN　皮肤活检的范围

　　大家对活检持有怎样的印象呢？在成为皮肤科医生之前，我认为活检是绝对要做的检查，是诊断的最后王牌。但是成为皮肤科医生之后，我每天都会深切地感受到检查的局限性。

　　皮肤活检与其他器官的活检不同，比较简单。因此在刚成为皮肤科医生的时候，我认为如果确定不了诊断，就可做皮肤活检，实际上并非如此。我们将可进行皮肤活检的情况分为2种。

可进行皮肤活检的情况：

① 为了明确诊断；

② 不知道如何诊断。

例如在怀疑为恶性肿瘤的时候，仅凭外观是不能确定诊断的，这种情况下为了确认诊断要进行检查。活检对这样的肿瘤性病变最能发挥作用。进行活检时，通过确认组织学上的异型细胞来确定诊断。除此之外，血管炎和结节病等这些通过组织学进行确诊的疾病中，活检能发挥很大的作用。

但炎症性疾病会怎样呢?这种情况下，活检的价值不一定很高。例如，对病因不明的中毒疹进行活检，可以看到真皮的炎症表现，但是从病理组织上无法鉴别病因是药物还是病毒。即使对无法确诊的皮疹进行了活检，得出诊断的可能性也不高。

在接受其他科室医生介绍时，有时感觉对皮肤活检抱有过高的期待，很少会得到出乎意料的发现甚至是诊断。盲目地进行检查，最终一无所获。最重要的是临床诊断，检查说到底也是为了确定诊断而使用的工具。

活检是非常有用的检查，但不是万能的。不要对皮肤活检抱有过高的期望，重要的是培养对皮疹的观察力。

7 本章总结

最后，按照流程图总结本章的内容（图4-34）。

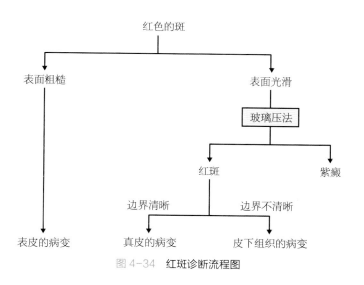

图4-34　红斑诊断流程图

表面光滑的红色的斑除了真皮层的红斑之外，还需要鉴别皮下组织的红斑和紫癜。按压但不消退的不是红斑而是紫癜，因按压而红色消退的是红斑，说明病变存在于真皮层或皮下组织。

若病变存在于皮肤的浅层部位（真皮），则红斑的边界清晰；若病变在深层部位（皮下组织），则其边界模糊。

7.1　皮下组织的病变（图4-35）

如果表面是光滑的红斑，边界不清晰，则表示皮下组织有病变。在皮下组织形成病变的疾病有感染病、循环障碍、自身免疫性疾病、急性关节炎4种。

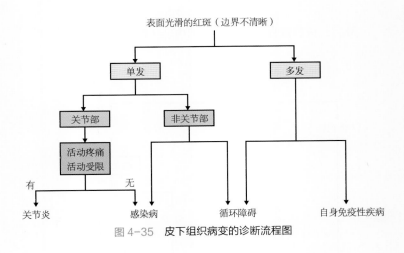

图4-35　皮下组织病变的诊断流程图

　　诊断步骤是：首先确认病变的数量。如果是单发的，考虑是感染病或循环障碍。如果病变在关节部位，则需要鉴别感染病和急性关节炎。若是关节炎则会出现关节的活动度受限和活动时的疼痛。怀疑是关节炎时，请咨询骨科医生。

　　另外，若病变是多发则考虑自身免疫性疾病或循环障碍。

7.2　**紫癜**（图4-36）

　　看到紫癜后，首先要确认皮疹是否有隆起。如果隆起，可能是血管炎，因此需要考虑皮肤活检。

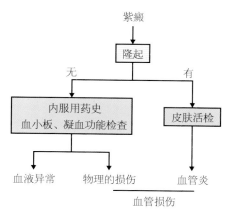

図 4-36　紫癜的诊断流程图

　　如果没有隆起，那么存在血液异常和血管循环障碍 2 种可能。首先请确认是否服用了抗血栓药物，然后进行血小板和凝血功能的血液检查。

　　另外，老年人血管容易受损，即使没有血液异常，也可能会形成紫癜。

参考文献

[1]　北島康雄. 皮疹の診かたの基本的ロジック. medicina 51 : 786–791, 2014.

[2]　Raff A B, Kroshinsky D . Cellulitis : A Review. JAMA 316 : 325–337, 2016 : PMID 27434444.

[3]　Jansen T L, Janssen M, van Riel P L . Grand rounds in rheumatology : acute rheumatic fever or post-streptococcal reactive arthritis : a clinical problem revisited. Br J Rheumatol. 37 : 335–340, 1998 PMID 9566678.

[4]　Stevens D L, Bisno A L, Chambers H F, et al . Practice guidelines for the diagnosis and management of skin and soft tissue infections : 2014 update by the infectious diseases society of America. Clin Infect Dis 59 : 147–159, 2014. PMID 24947530.

[5] Alsaawi A, Alrajhi K, Alshehri A, et al . Ultrasonography for the diagnosis of patients with clinically suspected skin and soft tissue infections : a systematic review of the literature. Eur J Emerg Med 24 : 162–169, 2017 PMID 26485694.

[6] David C V, Chira S, Eells S J, et al . Diagnostic accuracy in patients admitted to hospitals with cellulitis. Dermatol Online J 17 : 1, 2011 PMID 21426867.

[7] Carpenter C R, Schuur J D, Everett W W, et al . Evidence-based diagnostics : adult septic arthritis. Acad Emerg Med 18 : 781–796, 2011 PMID 21843213.

[8] 益田郁子, 山中寿 . 痛風の診断. 治療 88 : 2681–2686, 2006 NAID 40015170810.

[9] Gunderson C G, Martinello R A . A systematic review of bacteremias in cellulitis and erysipelas. J Infect 64 : 148–155, 2012 PMID 22101078.

[10] Chira S, Miller L G . Staphylococcus aureus is the most common identified cause of cellulitis : a systematic review. Epidemiol Infect 138 : 313–317, 2010 PMID 19646308.

[11] García-Porrúa C, González-Gay M A, Vázquez-Caruncho M, et al . Erythema nodosum : etiologic and predictive factors in a defined population. Arthritis Rheum 43 : 584–592, 2000 PMID 10728752.

[12] Schwartz R A, Nervi S J . Erythema nodosum: a sign of systemic disease. Am Fam Physician 75 : 695–700, 2007 PMID 17375516.

[13] 神久美, 他 . リウマチ病の特徴と治療法 結節性紅斑. からだの科学増刊リウマチ・膠原病, pp133–136, 日本評論社, 1993.

[14] Niiyama S, Amoh Y, Tomita M, et al . Dermatological manifestations associated with microscopic polyangiitis. Rheumatol Int 28 : 593–595, 2008 PMID 18066552.

[15] 日本皮膚科学血管炎・血管障害診療ガイドライン改訂版作成委員会 . 血管炎・血管障害診療ガイドライン2016年改訂版.日本皮膚科学会雑誌 127 : 299–415, 2017 NAID 130005482404.

第 5 章

皮肤科的诊断推理
（进阶）

1 宏观地学习诊断学

 前文叙述了具体的诊断诀窍，不过，为了进一步提高诊断能力，关于诊断本身，试着从更宽广的视野来考虑。我认为通过分析如何进行疾病的诊断，才能提高诊断的能力。

 确实，关于进行诊断的过程，到目前为止还没怎么考虑过。

 你知道诊断推理这个词吗？

 我听过名字。

 这里要解说的是诊断推理的思维方式。前提是首先需要了解人类的认知。人类的认知有 2 个系统。

 总感觉好像很难。

 虽然可能会觉得有点难，但我认为这将成为从不同的角度来思考诊断的契机。

1.1 认知心理学

　　针对实习生和其他科室的医生，前文解说了皮肤科诊断的诀窍，但是从这里开始，内容将针对想更加详细学习的人。研究关于诊断本身就会发现，诊断不仅仅局限于皮肤科，其包含普遍性的内容。因此，我想这本书对详细的皮肤科诊疗不感兴趣的人是不是也会有所帮助？

　　由于皮肤科的诊断很大程度上依赖于视觉信息，所以很容易变成一一对应的单纯记忆，很少有机会对诊断进行系统的思考。在这一章中，关于诊断，我想以更广阔的视野来思考。虽然不是马上就能派上用场的简易手册内容，但这种方式不仅以微观的视角，还以宏观的视角，这样思考的范围将更宽广。为了宏观地学习诊断学，首先了解一下人类的认知。

在心理学、行为经济学的领域中，存在着 2 种理论，其将人类的思考模式分为"快速思考"和"慢速思考"，称之为双重过程理论（dual process theory），分别命名为系统 1（快速思考）和系统 2（慢速思考）。因认知心理学家丹尼尔·卡尼曼（诺贝尔经济学奖获得者）2011 年出版了面向大众的书籍《fast and slow》（早川纪实文库），使这种理论为大众所熟知（图 5-1）。

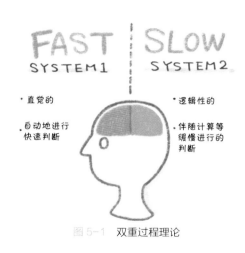

图 5-1 双重过程理论

系统 1 是通过对光和声音的反应以及从表情读取情绪等的直觉判断。动物共有的先天能力，如害怕猛兽等直觉性地迅速避开危险的技能被认为是系统 1 的产物。自动地产生动作而几乎不需要运动能量。

系统 2 是有意识的逻辑性的思考模式，负责很难的数学计算和需要复杂程序的工作。人类在狩猎生活的时候，主是使用系统 1 生活。但是自从开始农耕以来，随着生活方式的复杂化，仅依靠系统1完全无法应付，于是发展出了系统2。

但是，运行系统2需要高度的注意力，并伴随着巨大的负荷。因此平时使用系统1，只有在发生系统1无法处理的偶发事件时才动用系统2。具体举例来说，系统1对应"2×2"的计算，系统2对应"24×36"的计算。像这样，人的大脑在面对外部刺激时，会根据情况灵活运用直觉和逻辑进行决策（图5-2）。

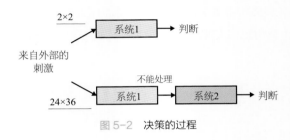

图5-2　决策的过程

1.2　诊断学与双重过程理论

双重过程理论在诊断学中也成立。在诊断学领域，称系统1为直观诊断，系统2为分析诊断。

2种诊断过程：
·直观诊断（系统1）；
·分析诊断（系统2）。

在诊断学中主要使用"直观"这个词，而不是"直觉"。2个词意思相同，不过，在哲学的领域，直觉（inspiration）是基于本能的偶然灵光乍现，直观（insight）是基于经验的判断，因此常分开使用。直观诊断，是对照过去经历的疾病临床表现（模式），通过瞬间认识的模式识别的诊断方法。这里举个案例。

70岁，男

在看电视时，突然感到前所未有的剧烈头痛。

　　看到这个病例的人应该在几秒钟之内就想到了"蛛网膜下腔出血"。这样的模式识别可以缩短一个一个斟酌判断的过程，在短时间内完成诊断。因此对于高效率的诊疗来说是不可或缺的，但缺点是容易被最近经历的病例和印象深的病例影响。

　　接下来看看这样的病例。

59岁，男

3d前开始感到头痛，因逐渐恶化而到门诊就诊。

　　能直观认识的时候不用考虑太多就能诊断，但在这样"乍一看不太知道是什么"的情况下，需要通过各种推测和分析性的思考来诊断。这个思考过程就是分析诊断，其与直观诊断相比，客观性高，鉴别诊断的遗漏少，缺点是需要大量的信息，所以需要花费很多时间。

　　在繁忙的临床门诊中，没有时间和精力对所有病例进行分析诊断。因此，熟练的临床医生能很好地使用直观和分析来进行诊断。在很多病例中使用系统1直观高效地进行诊断，在系统1无法处理时使用系统2分析性地进行诊断（图5-3）。

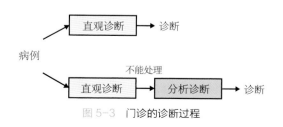

图5-3　门诊的诊断过程

但是由于初学者经验少，不能对照过去经历过的病例直观地诊断。此外，分析诊断是一种逻辑性的思考方法，因此可以有意识地学习，可以有效地提高能力。然后反复通过一例一例的仔细分析诊断，渐渐地就可以在没有意识到这个过程下直观地进行诊断。也就是说，为了提高直观诊断的能力，有必要学习分析诊断。

为了提高诊断能力，经常有人会说"经历大量的病例是很重要的"，但我认为如果只是重复粗糙的直观诊断，即使经历几百例也无法提高诊断能力。

1.3 诊断推理

从这里开始解说分析诊断。让我们以刚才的头痛病例来具体分析一下。首先在脑中浮现的是偏头痛、感冒引起的头痛、鼻窦炎、蛛网膜下腔出血等的鉴别诊断，通过有无发热和脑膜刺激征、脑部CT检查等作出诊断（图5-4）。

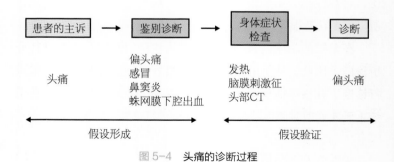

图 5-4　头痛的诊断过程

这个诊断过程总体可以分为 2 大类，首先是从患者的主诉回想起几个鉴别诊断的过程，然后是通过身体症状和检查等作出诊断的过程。前者称为假设形成，后者称为假设验证。

医学生和实习生在假设形成的过程中，很多时候不能顺利地提出鉴别诊断。究其原因，在熟练的临床医生的脑中，从听到患者的主诉之后，再到提出鉴别诊断，这中间存在一定的思考过程。但是这个没有被明确地说明，在医学部也没有教过，因此不能顺利地进行鉴别诊断。

另外，身体出现的症状和检查也不是绝对的，需要在概率论的基础上考虑诊断。因为没有接受过这方面的教育，所以经常可以看到临时胡乱做检查，被假阳性和假阴性等结果迷惑的情景。

所谓诊断推理，就是把变成黑箱的这些思考过程和方法语言化（图5-5）。

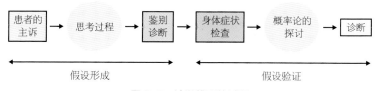

图 5-5　诊断推理的过程

在临床实践中，很多医生都会进行分析性诊断，但由于在无意识下进行，很多情况下都成为隐性知识。因此诊断推理的技巧和方法，只能是每个人从自己的经验独自领悟。但是，通过将分析性诊断的思考过程语言化，可以高效地提高诊断能力。

《谁都不会教你的诊断学》（医学书院）是在学习诊断推理方面非常值得参考的优秀书籍。我在这本书中学到了诊断推理，受到了启发。因为之前读过的诊断学的教科书都是罗列鉴别诊断的内容，没有思考过程的说明。后来，我为了学习皮肤科的诊断推理，读了一些书籍。但大多数情况下都只是写着

"皮肤科的诊断是模式识别"，并没有找到令人满意的东西。我认为在皮肤科的诊断中，在模式识别之前应该清楚其思考过程。因此，在本章中，我想分析无意识下进行的诊断过程并将其语言化。但是在那之前，需要充分理解基本的诊断推理的思考方式。为此，我将先参考《谁都不会教你的诊断学》对内科的诊断推理进行解说，但是已经有足够知识储备的人，可以跳过阅读5-2"诊断推理step1：假设的形成"，直接进入5-3"皮肤科中的假设形成过程"（→207页）。

COLUMN 速读法、精读法与诊断学

　　我在准备大学入学考试的时候，有2种主流的英语学习方法。一种是精读法，在理解文章结构的同时仔细阅读英文。还有一种是抓住每段大致的文意，快速阅读英文的速读法。

　　因考试时间有限，用精读法不能在规定时间内读完英文，当时介绍了很多快速阅读英文（速读法）的技巧（段落阅读等）。我当初也学习了速读法的技巧，进行了很多英文阅读训练，但是英文阅读的速度完全没有提高。想一想就会发现，自己阅读英语的单词能力和语法能力根本不足。

　　速读法的技巧取决于精读法的能力。如果不能花时间仔细阅读每一篇文章，也就不能快速阅读。注意到这一点的我，在反复精读的过程中，一点点地提高了阅读英文的速度。考试时，速读法的技巧终于派上了用场。

　　很多本土人士和归国子女在教英语的时候都说："只要专心读自己喜欢的英语类图书，阅读能力自然就会提高。"但是，这仅限于已经掌握了单词和语法的情况。如果不能很好地理解文章的结构，难以深入阅读，即使读了很多喜欢的小说，也不可能自然而然地掌握阅读能力。

学习诊断学时，想起了大学入学考试的时候。速读法适用于直观诊断，而精读法适用于分析诊断。在皮肤科诊断学中，推荐用速读法不断地去多读。实际上，皮肤科诊断学的教科书类似于速读法的参考书。我也通过反复速读法学习了皮肤科的诊断，但感觉效率很低。在诊断学中，重要的是在使用速读法之前先学习精读法，我认为本书或许可以成为皮肤科诊断学方面的精读法参考书。

2 诊断推理 step 1: 假设的形成

 诊断分为直观诊断和分析诊断 2 种。

 在皮肤科中直观诊断广受瞩目，不过，关于分析诊断也必须好好学习。

 这种分析诊断的核心就是诊断推理。在皮肤科中如何使用呢？

 在学习皮肤科的诊断推理之前，首先来解说一下关于内科的诊断推理。你还记得诊断推理分为 2 个过程吗？

 前半部分是假设形成的过程，后半部分是假设验证的过程。

 正确。首先来看假设的形成。这里的重点是：①患者语言的医学信息化；②名录的排序。把这些比喻成集换式卡牌（trading card）游戏，诊断即表现为"抽卡"。

2.1 患者语言的医学信息化[1]

诊断推理分为假设形成和假设验证 2 个步骤（图 5-6）。

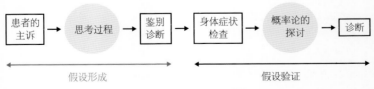

图 5-6 诊断推理的过程

首先对诊断推理的第一步即假设形成进行说明。假设形成主要由2个思考过程构成。

形成假设的思考过程：

① 患者语言的医学信息化；

② 名录的排序。

关于①患者语言的医学信息化，我们来看一下对"胸痛"患者的诊疗。这个时候会有怎样的鉴别诊断呢？首先在教科书上查一下胸痛的相关内容（表5-1）。

表5-1　导致胸痛的疾病

心脏
- 心绞痛，心肌梗死，急性心包炎，心肌炎
- 心脏瓣膜病
- 心律失常

大血管系统
- 主动脉夹层，胸部主动脉瘤破裂，主动脉炎综合征，肺栓塞，肺动脉高压

呼吸系统
- 肺炎，支气管炎，肺肿瘤，胸膜炎，脓胸，气胸，纵隔气肿，膈下脓肿

消化系统
- 食道炎，胃炎，胃十二指肠溃疡，胆结石，胆囊炎，胰腺炎

胸廓
- 肋骨、肋软骨：肋软骨炎，骨折
- 肌肉：肌炎，外伤
- 末梢神经：带状疱疹，肋间神经痛
- 神经根：椎体骨折，椎间盘疾病，脊髓疾病
- 乳腺：乳腺病，乳腺炎

心源性
- 心脏神经官能症，过度换气综合征

〔改编自田澤立之.胸痛および胸部圧迫感.福井次矢，奈良信雄(編):内科診断学第3版.p461,医学書院.2016〕

教科书中列举了很多需要鉴别诊断的疾病，但是在临床实践中几乎不可能把这些疾病全部都检查一遍来排除诊断。

那么，可以处理的数量是多少呢？这里可以参考"魔法数字"这个词。根据 2001 年心理学家尼尔森·考恩（Nelson Cowan）发表的论文，人类在短期记忆中一次能处理的信息数量为 3~5 个 [2]。比如 1060032 这个 7 位数的字符串你能记住吗？很多人要记住它应该会很辛苦。但如果是〒106-0032（东京都港区六本木的邮政编码），用 5 个以内的数来划分，就很容易记住了。这被称为"魔法数字 4±1"。

· 1060032→很难记忆（6个以上）；
· 106-0032→容易记忆（5个以内）。

鉴别诊断的数量最好也是这样的3~5个。那么应该如何缩小"候选人"的范围呢？这里需要的是将患者的语言医学信息化。即使说"胸痛"这个词，实际症状也各不相同。例如，如果是"平时无症状，但因某种特定情况感觉到该症状，并在一定时间内缓解的胸痛"，就可以认为是心绞痛或心律不齐，从而缩小名录"候选人"的范围。满足上述条件的胸痛被称为"发作性胸痛"。

如果能顺利地从患者那里提取出信息，就能把其他各种各样的情况转化为医学用语，用一个词表现出来。例如胸痛就分为"突发性""胸膜性""慢性"（表5-2）。

表 5-2　胸痛的种类

1. 发作性	平时无症状，但因某种契机感觉到胸痛症状，并在一定时间内缓解
2. 突发性	突然发作，初次
3. 胸膜性	呼吸时胸痛加重
4. 慢性	经常出现胸痛的症状

患者笼统地诉说胸痛，但"胸痛"只是医生被动地接收

了患者的话而已，实际情况可能并非如此，所以需要在主动提取信息的基础上进行明确解释，将"胸痛"转换为"发作性胸痛"等医学用语。这就是患者语言的医学信息化。

另外，不仅是患者的语言，还要仔细斟酌患者的年龄、性别、临床症状等来缩小鉴别诊断范围。例如，如果是"20多岁男性的胸膜性疼痛"，则心肌梗死等的可能性较低。鉴别诊断的名录如下所示（表5-3）。

表 5-3　20 多岁男性的胸膜性疼痛

· 气胸
· 肺炎
· 反流性食管炎
· 来自胸壁的疼痛（肋间神经痛）

如上文所述那样，缩小鉴别诊断的范围。常说"要仔细听患者说的话"，因此毫无目的地听是无法作出诊断的。不能原封不动地接收患者的话，必须转换成能与其他医生共享的通用医学用语。

2.2　名录排序[3]

在制作出鉴别诊断的名录之后，接着进入鉴别各个疾病的过程。虽说疾病范围缩小了，但全面调查这些还是很困难的，所以事先给名录中的疾病排好优先顺序很重要。为此，以"发生率"和"严重程度"作为 2 个轴。

用于决定优先顺序的轴：
① 疾病的发生率；
② 疾病的严重程度。

虽然前面的章节已经提到过，现在再详细解说一下。医学部的教育重视发病机制，倾向于重点教授医学中重要的疾病，而不太重视疾病的发生率。我也有过这样的经验，无论如何都很容易一头扎向刚学过的新奇的诊断名称。

因此，"听到马蹄声时，想到的是马而不是斑马"这样的名言警句广为流传。

When you hear hoofbeats，think of horses not zebras。

(Theodore Woodward)

当人们听到马蹄声的时候，很少有人会联想到这并非普通的马，而是斑马这样的稀有动物，这是为讽刺这种不全面的思考方法而使用的惯用句。但疑似某个东西出现这种迹象的时候，重要的是从概率高的而不是罕见的疾病开始考虑。

在临床实践中，有意识地注意疾病的发生率，可以高效地进行诊断，也可以减少患者的负担，省去一些不必要的检查。

不过，仅以发病率为轴还存在不足之处。因为在日常诊疗中，乍一看是轻症，但可能潜藏着重大疾病。

这时就需要以严重程度为轴。严重程度指的是疾病的紧急性和不可逆性，是辨别不可忽视的疾病的指标。如果放任不管，有可能导致死亡或不可逆后遗症这种后果的疾病，即使可能性很低，也必须列入名录。

相反，即使作出了诊断但没有治疗方法的疾病，即使不治疗也能自然治愈的疾病，就没有必要主动放在鉴别诊断的候选名单的前列。因为即使辛苦地作出诊断，得到的东西也很少。

以这 2 个轴位为标准对疾病进行了分类，如下所示（图 5-7）。

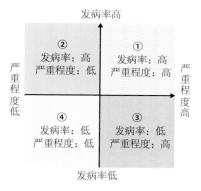

图 5-7　发生率与严重程度的 2×2 矩阵

使用这种图的思考方法被称为 2×2（二次方）矩阵，其用于解决各种各样的问题。通过将复杂的事物放置在 4 个区域进行"可视化"，就能一目了然并共享。

如果要画这个图，需要纵向和横向各 1 个，需要 2 个判断标准。反过来说，除此之外的标准都可以舍弃。也就是说，将应重视的判断标准缩减为 2 个，可以使思考更加明确。

我们来看图5-7。最重要的是发病率和严重程度都很高的①类疾病。发病率和严重程度都低的④类疾病的优先级较低。

具体来说，胸痛的鉴别诊断分为 4 个类别（图5-8）。

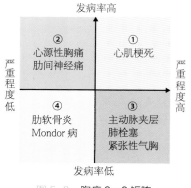

图 5-8　胸痛 2×2 矩阵

位置越靠右，是紧急性越高的疾病。①位于右上方的心肌梗死是一种发病率高且严重程度也高的疾病，应优先考虑鉴别。

②位于左上方的心源性胸痛和肋间神经痛是发病率高但严重程度低的疾病。建议最好在严重程度高的疾病被排除之后再开始诊断这些疾病。

③位于右下方的主动脉夹层、肺栓塞、紧张性气胸是发病率不太高但严重程度很高的疾病。即使可能性很低，也要暂且有意识地把它列举为鉴别的对象，然后再从鉴别诊断的名录中排除。

④左下方的肋软骨炎和Mondor病的发病率和严重程度都很低，作为鉴别诊断对象考虑的价值很低。

在临床实践中，根据情况需要区分使用放在每个轴上的权重。例如，急诊的首要任务是排除紧急疾病。如果能确定不是心肌梗死、主动脉夹层等危及生命的胸痛，就没有必要明确病因。因此要把权重放在严重程度的轴上。

急救的优先顺序（急诊科）：
①→③→②→④

相反，普通门诊的患者人数较多，而且几乎都是常见病（common disease），因此将权重放在发病率的轴上更高效。虽然主动脉夹层很重要，但是对所有的门诊胸痛患者都进行造影CT，这会造成很大的浪费。

鉴别的先后顺序（普通门诊）：
①→②→③→④

如上所述，在名录上按优先顺序进行鉴别，效率会很高。

抽小巧且实用的卡片 [4]

如上所述，将患者的话置换成医学用语，缩小鉴别诊断的范围，在名录中排列优先顺序是诊断推理的第一步。这个步骤可以用卡片游戏来比喻。

鉴别诊断名录相当于卡片，卡片的标题写着医学信息化的患者言语（图5-9）。

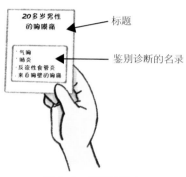

图 5-9　鉴别诊断卡

预先准备好几个鉴别诊断名录（卡片），从患者的主诉和症状中选择合适的名录（抽卡），这是临床诊断的过程（图5-10）。

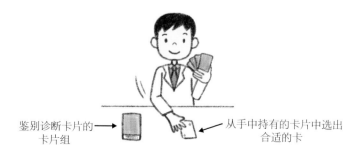

图 5-10　临床诊断过程

以集换式卡牌游戏来比喻，会给人"收集强大的卡片，构建最强的卡片组"的印象。

什么是集换式卡牌游戏?
使用集换式卡牌的专用卡片（自购）进行的卡片游戏。每个玩家从备好的自用的牌（牌组）中拿出牌来争夺胜负。

判断卡片强度的标准是鉴别诊断的种类是否缩小。像"胸痛"这样列有大量鉴别诊断的卡片是弱卡，在对战中没有帮助。有用的是像"20多岁男性的胸膜性疼痛"这样的，内容高度集中（compact）的强卡。

另外，如果是腹泻，还有"海外旅行归国者的急性腹泻""住院患者的急性腹泻""伴有血便的急性腹泻"等各种各样的疾病类型。

首先需要通过各种切入点增加卡片的种类，然后结合患者的主诉进行适当的抽卡训练，诊断能力就会提高。

3 皮肤科中的假设形成过程

 假设形成的过程是进行"患者语言的医学信息化"和"名录排序"。

 如果把它应用到皮肤科会怎么样呢？

 名录的排序多少能理解，医学信息化方面是什么呢？

 在皮肤科，就是皮疹的医学信息化。因此，考虑原发疹就变得很重要。

3.1 皮疹的医学信息化 ①原发疹

将前面介绍的假设形成过程应用到皮肤科会怎样呢？

在内科，首先需要对患者的语言进行医学信息化；在皮肤科，则需要对皮疹的外观而非患者的语言进行医学信息化。

内科和皮肤科诊断推理的差异：
内科：患者的语言→医学信息化
皮肤科：皮疹的外观→医学信息化

将外观进行医学信息化时需要什么样的信息呢？那就是①原发疹和②皮疹的分布。首先对原发疹进行解说。

表达皮肤病变时的通用语是原发疹。如果出现皮疹，就要考虑是以下哪一种原发疹（表5-4）。

表 5-4　原发疹的种类

红斑	白斑	肿瘤	囊肿
紫癜	丘疹	水疱	风团
色斑	结节	脓疱	

如上所示，用语言表述皮疹，并在此基础上对疾病进行分类，称为记载皮肤科学。记载皮肤科学是皮肤科的起源，据说18 世纪末作为一门学科在欧洲设立。

让我们用第2章中列举的病例来具体思考一下吧！请看图5-11。

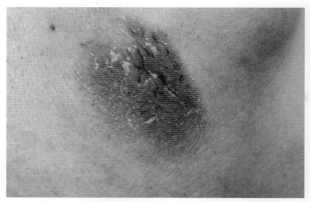

图 5-11　当你看到这个皮疹时，会想到什么呢？

这是红色的皮疹，如果把这种皮疹归类于原发疹，就会变成红斑。这就是皮疹的医学信息化。教科书上列举了每个原发疹的鉴别诊断。但是，如果只是红斑，就会和胸痛一样，因为疾病过多而无法缩小范围，因此必须更细致地分类。虽然有各种各样的分类方法，但是在第 2 ~ 4 章中已经对红斑做出了如下的分类。

① 表面有变化的红斑；
② 表面没有变化、边界清晰的红斑；
③ 表面没有变化、边界不清晰的红斑。

　　列举了①湿疹、皮肤真菌病、Bowen病、银屑病等鉴别诊断。②药疹、感染病、自身免疫性疾病。③感染病、血管障碍、自身免疫性疾病。即使是一样的红斑，通过这样详细的医学信息化，可使其鉴别诊断范围缩小。

卡片组举例：显示红斑的卡片：
① 表面有变化的红斑：湿疹、皮肤真菌病、Bowen病、银屑病；
② 表面没有变化、边界清晰的红斑：药疹、感染病、自身免疫性疾病；
③ 表皮没有变化、边界不清晰的红斑：感染病、血管障碍、自身免疫性疾病、关节炎。

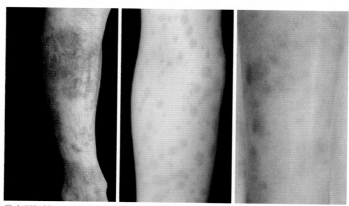

①表面粗糙　　　　　　②表面光滑且边界清晰　　　③表面光滑但边界不清晰

　　教科书上一开始就写着"必须用正确的用语来表述皮疹"，其目标是"让没有看到皮疹的人描绘出正确的图像"，这确实很重要。但是，与其说皮疹的正确表述是一种传达的手段，不如说是为了将皮疹进行医学信息化和分类。无论表述得多么准确，在没有分类意识的情况下进行学习是没有用的。

接下来，图5-12如何诊断呢？

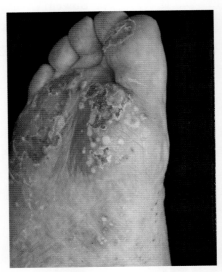

图 5-12　看到这个皮疹的时候会怎么想？

这是有白浊液体潴留的皮疹，这样的皮疹被称为脓疱。通过这种方式将皮疹医学信息化。那么脓疱有怎样的鉴别诊断呢？（表5-5）[5]

表 5-5　脓疱的鉴别诊断

·细菌感染（细菌性毛囊炎）	·嗜酸性脓疱性毛囊炎
·真菌感染（念珠菌病）	·角层下脓疱病
·病毒感染（疱疹性水疱变为脓疱）	·IgA 天疱疮
·掌跖脓疱病	·脓疱性银屑病
·急性泛发性发疹性脓疱病	·脓疱性血管炎

如上所示，需要鉴别许多疾病，不可作为名录使用（弱卡）。这不仅要从皮疹的形态，也要从其他的轴来缩小范围。

3.2　皮疹的医学信息化　②分布与排列

使皮疹医学信息化的另一个轴是皮疹的分布、排列。有些皮肤疾病呈现特征性分布。例如，只局限在掌跖（手掌、脚心）出现皮疹的情况下，会出现以下疾病（表5-6）。

表 5-6　皮疹局限于掌跖的疾病

·接触性皮肤炎	·毛发红糠疹
·掌跖脓疱病	·寻常型银屑病（掌跖局限型）
·掌跖角化病	·嗜酸性脓疱性毛囊炎（掌跖局限型）
·梅毒	·扁平苔癣（掌跖局限型）

这仍然是疾病种类多的弱卡。那么，与前文提到的原发疹的轴拼合来看，结果会如何呢？（表5-7）

表 5-7　局限于掌跖的脓疱

·掌跖脓疱病

·嗜酸性脓疱性毛囊炎（掌跖局限型）

像这样，将疾病"局限于掌跖的脓疱"，就锁定了鉴别范围。用这样的 2 个轴将皮疹医学信息化。

将这个过程用图来表示。首先，在存在许多皮肤疾病的平面上，画出原发疹以及分布、排列的轴（图5-13）。

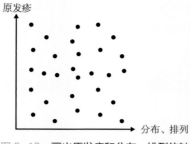

图 5-13 画出原发疹和分布、排列的轴

从"脓疱"等原发疹的轴上锁定疾病范围。如果这时还不能缩小疾病范围，从另一个分布、排列的轴上进一步缩小疾病范围就可接近诊断（图5-14）。

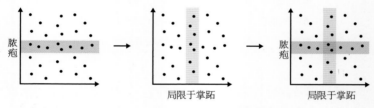

图 5-14 从 2 个轴上缩小疾病范围

因为皮肤疾病的种类非常多，为了分类，需要多种多样的切入点。

另外，关注排列形态，可以举出以"线状、带状排列的皮肤疾病"为切入点的鉴别诊断（表5-8）[6]。

表 5-8 以线状、带状排列的疾病

·接触性皮肤炎	·扁平苔癣
·疥癣	·银屑病
·机械性荨麻疹	·单纯性血管瘤
·带状疱疹	·线状皮肤萎缩
·色素失调症	·皮肤非结核性分枝杆菌病

当你看到如图5-15所示的皮疹会怎么想？

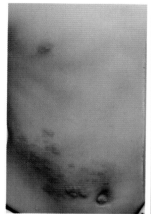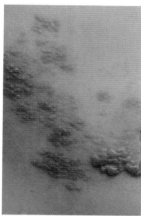

图 5-15　看到这个皮疹时会怎么想？

直观上可以认为是带状疱疹，但这样并不能锻炼诊断能力。让我们试着分析一下直观上是如何判断的吧！首先注意到的是，皮疹呈带状排列。这样就能从分布、排列的轴上锁定鉴别诊断。进一步观察皮疹的形态，发现是透明液体潴留的皮疹，归属于原发疹中的水疱。根据原发疹的轴和分布、排列的轴，诊断为带状疱疹。

如上所示，从原出疹和分布、排列的2个轴上锁定鉴别诊断。以下展示出了另一个以 2 个轴为基础（切入点）的案例 [7]。

· 面部出现丘疹的疾病；
· 手掌出现红斑的疾病；
· 关节部出现结节的疾病。

如上所示，皮肤科诊断的学习方法是从教科书和论文中，了解各种各样的切入点，从而增加卡片的数量，强化卡片组。

3.3 名录排序

制作好鉴别诊断名录后，确定优先顺序非常重要。根据发病率和严重程度，可以将疾病分为4类。

① 发病率高，严重程度高；
② 发病率高，严重程度低；
③ 发病率低，严重程度高；
④ 发病率低，严重程度低。

再次举第 2 章的病例来进行阐述。出现表皮变化的红斑鉴别诊断有 4 种疾病，按照发病率和严重程度分类，如图 5-16 所示。

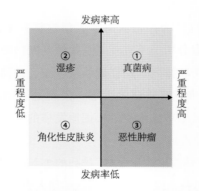

图 5-16　出现表皮变化的红斑（2×2 矩阵）

如果设定为普通门诊，鉴别的优先顺序是①→②→③→④。首先用真菌检查排除皮肤真菌病。考虑是恶性肿瘤的同时进行湿疹的治疗，如果没有治愈，考虑皮肤活检。

再试着考虑一下其他的病例。出现水疱的疾病如下所示（表5-9）。

表 5-9　水疱的鉴别疾病

·传染性脓痂疹	·固定性药疹
·疱疹（单纯疱疹、带状疱疹）	·Wells 综合征
·接触性皮肤炎	·卟啉症
·外伤性水疱（热伤、褥疮）	·牛痘样水疱病
·天疱疮、类天疱疮	·大疱性表皮松解症
·多形红斑（SJS）	

将这些疾病按照发病率和严重程度进行分类（图5-17）。

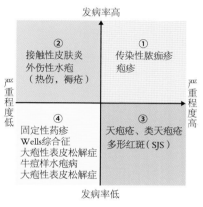

图 5-17　出现水疱的疾病（2×2 矩阵）

　　虽然皮肤疾病很少会危及生命，但如果漏诊，就会进一步发展成严重程度更高的感染病。因此，将发病率很高的感染病即传染性脓痂疹和疱疹归属于①类。

　　湿疹病变和外伤性水疱的发病率很高，即使漏诊也比较容易恢复，所以严重程度较低，属于②类。

　　天疱疮和多形红斑（Stevens–Johnson 综合征，SJS）的发病率虽然很低，但是如果漏诊，使其进一步发展，根据情况可能会留下严重的后遗症，所以严重程度很高，应该属于③类。

其他疾病归属于④类，在其他疾病被否定时可以列为鉴别诊断。这些疾病鉴别的优先顺序如下：

①→②→③→④

为了进行有效的诊疗，如上所述，在进行排序的同时缩小诊断范围也很重要。

3.4 诊断推理的错误有哪些？[8]

在此，我们来思考分析诊断出错的情况。在诊断推理的过程中，产生错误的原因有以下 3 种模式：

① 没有卡片；
② 卡片太大（弱卡）；
③ 抽错卡片。

①是自己完全想不出鉴别诊断的情况。例如，当你看到图5-12（→210页）时，会怎么想呢？即使看到这个皮疹能认出是"脓疱"，但如果没有脓疱的鉴别诊断名录（卡），就无法作出具体诊断。这只是单纯的知识储备不足，所以有必要增加卡片的种类。

②是虽持有卡片，但鉴别诊断的数量过多而无法处理的情况。例如看到图5-18，只能模式识别为"红斑"。红斑这张卡片的鉴别诊断太多，不能使用。而使用"表皮没有变化、边界清晰的红斑"等的卡片，需要进一步精练卡片。另外，从分布、排列的轴上锁定卡片的内容也很重要。请参考本书的内容，试着挑战一下制作小型卡片。

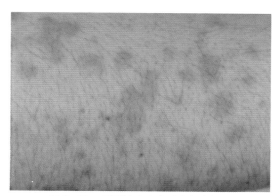

图 5-18　看到这个皮疹时会怎么想?

　　此外还必须注意③。具体来说，就是把"红斑"和"紫癜"搞错了。如第4章举的例子，乍一看，有红斑和容易混淆的紫癜（图5-19）。如果抽到错误的卡片，鉴别的方向就会大不相同。所以不仅要增加卡片的数量，还要进行正确的抽卡训练（正确认识皮疹的训练）。

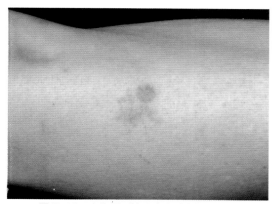

图 5-19　当你看到这个皮疹时会怎么想?

　　如上所述，通过事先了解容易发生什么样的错误，就能防止误诊。

4 诊断推理 step2：假设验证

 接下来让我们看看假设验证的过程。这里重要的是统计学的知识。

 是统计学吗？……我不太擅长。

 很多人认为诊断很简单，就是检查呈阳性就确定，检查呈阴性就排除。但实际上这不是 0 和 100 二选一的问题。

 确实，我经常为解释检查结果而感到烦恼。

 如果用概率论来考虑诊断，应该就能自信地解释检查结果了。

4.1　用于诊断的统计学

在假设形成的过程中得到鉴别诊断的名录后，接下来考虑如何将名录与诊断联系起来（图5-20）。

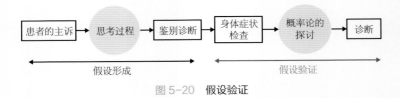

图 5-20　假设验证

假设验证是通过临床症状和检查等确定诊断的步骤，这里重要的是运用统计学的知识。我想很多人都觉得统计学很难，不太容易掌握。但是，如果能理解统计学，视野就会大大开阔。本书将尽量通俗易懂地进行说明。

首先，我们用一张图来分析患病概率。若完全推测不出患者患病的可能性，其患病概率是 50%；若能准确地断定患者患病，其患病概率为 100%；完全不能确定患者患病，其概率为 0%（图 5-21）。

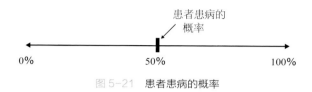

图 5-21　患者患病的概率

这里不包括能确切作出诊断的疾病。重要的是，症状和检查不是"如果是阳性，则是疾病 a；如果是阴性，则非疾病 a"这样的是或否（all or nothing）的事情。也就是说，在诊断的过程中，我们需要意识到，诊断终究也不过是从患病可能性的高低水平来确定。进行检查所带来的结果，不是诊断的确定，而是患病可能性的变化（图 5-22）。

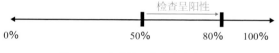

图 5-22　患病的可能性发生变化

另外，当概率达到一定的数值时就开始治疗，或者排除诊断。那么，概率达到多少数值才可以开始治疗呢？举一个具体例子来说明。假设有这样的患者病例。

45岁，女
大约 2 个月前开始出现饭后烧心的症状，有时会感到胃液倒流到喉咙。

这是疑似为反流性食管炎的病历。针对这个患者有2种治疗方法。

①质子泵抑制剂（PPI）内服；
②手术（贲门成形术）。

该如何选择治疗方法呢？首先，PPI的严重副作用较少，对治疗的不利影响较小。即使诊断不能确定是否为反流性食管炎，也可以试着用PPI。

手术会怎样呢？如果不是反流性食管炎，症状不会改善，患者也会承担不必要的手术并发症的风险。因此，希望通过内镜检查等确定诊断后再施行治疗。

如上所述，兼顾治疗的利弊，治疗方法所对应的患病概率不同（图5-23）。选择手术和化疗等这些伴有风险的治疗方法时，患者的患病率必须接近100%才可以开始治疗。所谓诊断，就是掌握患者患病概率的变化情况。

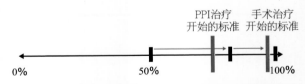

图5-23　通过治疗的利弊确定治疗方法所需的患病概率不同

4.2　了解检查性能

患病的可能性可以从检查的灵敏度和特异性来计算。例如深静脉血栓的诊断中D–二聚体的灵敏度、特异性如表5-10所示[10]。

表 5-10　D- 二聚体的灵敏度和特异性（深静脉血栓）

灵敏度	96%
特异性	38%

　　但我觉得这样很难直观理解。为了大致了解患病率，有必要知道各种检查的性能。因此，我们利用了将检查性能数值化后的"似然比"。性能高的检查，其疾病的阳性或阴性的可能性可出现很大的变动；性能低的检查，其疾病的阳性或阴性的可能性几乎不变（图5-24）。

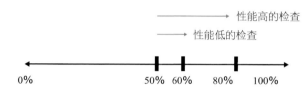

图 5-24　性能高的检查可以很大限度显示疾病阳性和阴性的可能性的变化

　　似然比可以用以下的计算公式，从灵敏度和特异性来计算。

阳性似然比 = 灵敏度/（1-特异性）
阴性似然比 =（1-灵敏度）/特异性

　　当检查为阳性时，使概率向右移动的力为阳性似然比；检验为阴性时，将概率向左移动的力是阴性似然比（图 5-25）。

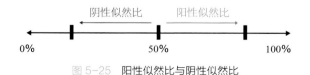

图 5-25　阳性似然比与阴性似然比

计算D-二聚体的似然比，结果如下所示（表5-11）。

表 5-11　D- 二聚体的似然比（深静脉血栓）

阳性似然比	1.55
阴性似然比	0.11

这还不太清楚。那么我们来看看各个数值的推测标准（表5-12）[11]。

表 5-12　似然比的推测标准（检查前概率为 10%~90% 的情况）

阳性似然比		阴性似然比	
10 ～	确定诊断的观察结果	～ 0.1	排除诊断的观察结果
5 ～ 10	大幅度提高可能性	0.1 ～ 0.2	大幅度降低可能性
2 ～ 5	提高可能性	0.2 ～ 0.5	降低可能性
1 ～ 2	可能性不变	0.5 ～ 1	不改变可能性

这样就能看到检查的性能了。我们再来看看D-二聚体的似然比（表5-13）。

表 5-13　D- 二聚体的似然比（深静脉血栓）

阳性似然比	1.55（1~2 = 不改变可能性）
阴性似然比	0.11（0.1~0.2 = 大幅度降低可能性）

阳性似然比为1~2，即使是阳性，静脉血栓的概率也没有上升，因此不能用于确定诊断。阴性似然比为0.1~0.2，如果是阴性，则静脉血栓的概率大幅下降。因此D-二聚体是阴性时可以否定静脉血栓的可能性（图5-26）。

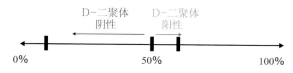

图 5-26 D-二聚体阴性时可以否定静脉血栓的可能性

是不是有了一些印象呢？如上所述，从似然比可知检查后的疾病概率可转化为一定程度的数值。

如果想知道更具体的数字，也可以使用简易的计算公式（表5-14）[12]。

表 5-14 　根据似然比求检查后疾病概率的方法
（检查前概率为 10% ～ 90% 时）

似然比	检查后疾病概率
10	+ 45%
5	+ 30%
2	+ 15%
1	0%
0.5	− 15%
0.2	− 30%
0.1	− 45%

如果似然比为10的检查是阳性，概率大概会增加45%。如果检查前的概率是50%，检查后的概率就是95%，基本上可以确定诊断。不过，这毕竟是很简单的方法，想了解得更详细的人请试着阅读统计学的教科书。

统计学知识很难掌握，一遍不可能充分理解。如果能理解其内容，视野会变得非常开阔，所以希望大家反复多读几次。

接下来，我们来思考皮肤科中验证假设的过程。皮肤科诊断的主观因素很大，很难数值化，很多时候都是笼统地进行诊断，但我认为从概率论的角度来考虑是很重要的。

皮肤疾病的治疗特点是大部分使用外用药治疗。外用药相较于内服药其严重的副作用小，因此用于开始治疗时所需的患病概率没有那么高。作为诊断性治疗，暂且尝试使用类固醇外用药的方法，其原由就在于此。

我们具体考虑一下皮肤真菌病的诊断。可以通过外观确定诊断吗？论文中记载视诊似然比如下所示（表5-15）[13]。

表 5-15 视诊的似然比（皮肤真菌病的诊断）

阳性似然比	1.47（1~2 = 不改变可能性）
阴性似然比	0.42（0.2~0.5 = 降低可能性）

由于阳性似然比为1 ~ 2，所以几乎无法使用。也就是说，仅凭外观无法诊断皮肤真菌病。阴性似然比为0.2 ~ 0.5，可以作为参考。如果外观看起来不像是皮肤真菌病，可以从鉴别诊断名录中排除。计算得到的近似概率如下所示（表5-16）。

表 5-16 检查后的近似概率（患病率50%）

阳性	50% → 55%
阴性	50% → 25%

参考这个数值，试着具体思考一下这2种红斑的诊断（图5-27）。

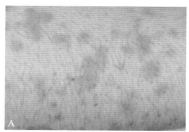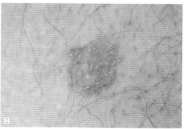

图 5-27　思考 2 种红斑的诊断

　　A表面没有变化，视诊上否定真菌病。这个时候由于真菌病的概率是25%，可以从鉴别诊断的名录中排除。

　　B表面有变化，环状附着鳞屑，从视诊上怀疑是真菌病。但是这个时候概率是55%，还不足以确定诊断。

　　如果从外观上疑似皮肤真菌病，为了作出诊断需要进一步检查。

　　下面来看真菌直接镜检的似然比（表5-17）[13]。

表 5-17　直接镜检的似然比

阳性似然比	17.6（10~ = 确定诊断的观察结果）
阴性似然比	0.13（0.1~0.2 = 大幅度降低可能性）

　　无论是阳性似然比还是阴性似然比，性能都相当不错。如果真菌检查呈阳性，可以确诊为皮肤真菌病（表5-18）。

表 5-18　检查后的近似概率（患病率 55%）

阳性	55% → 95%
阴性	55% → 15%

　　真菌检查呈阳性时，B 为皮肤真菌病的概率为 95%，可用抗真菌药开始治疗。但即使这样，由于概率不是 100%，如果治

疗效果不佳，还需要考虑其他疾病。

在第 2 章中解说了皮肤真菌病的诊断不能用外观来判断，现在用数值证明了这一点。首先通过视诊进行筛查，怀疑为皮肤真菌病时通过真菌检查确定诊断，这样的流程可以说是合理的。

也有人否定这种统计学的思考方式，认为其是纸上谈兵。确实，实际的诊疗不一定能做到这样轮廓清晰，但我认为把平常理所当然的诊断流程用上述概率论来考虑是很重要的。

据我所知，几乎不存在以这样的观点论述皮肤科疾病诊断的文献和书籍。虽然并不能马上对日常诊疗有所帮助，但为了拓宽诊疗范围，不妨学习一下统计学。

5 提高皮肤科诊断能力的方法

 基于以上内容，我们来思考一下提高皮肤科诊断能力的方法。

 为了提高诊断力，必须好好地进行分析诊断。

 的确如此。那么，我们来思考一下，如何将分析诊断与直观诊断联系起来呢？还有其他需要注意的事情吗？

 在诊断推理中优先考虑发病率高的疾病，可以忽视罕见的疾病吗？

 在诊断推理中确实没有涵盖罕见的疾病，关于这个问题也试着考虑一下。因为皮肤疾病的种类很多，也会遇到很多罕见的疾病。

 麻烦您了。

 最后，我还想探讨一下，想不出鉴别诊断时该怎么办。

5.1 提高直观诊断能力 [14]

到这里为止解说了分析性诊断，接下来再考虑一下直观诊断。遇到过去经历过的病例时，通过模式识别可瞬间想起诊断名称，这就是直观诊断。为了提高这种直观的诊断能力，该如何做呢？我认为有 2 点很重要。

提高直观诊断能力的要点：
① 形成疾病的典型形象；
② 从逻辑上验证想起的疾病。

为了锻炼直观能力，重要的还是看大量的病例。比如，虽然概括地说是湿疹，其症状也有无数种变化。作为初学者，对于常见的疾病也能够意识到子类型，进行分析性的诊断。在反复的过程中，逐渐在自己的头脑中形成疾病的典型形象。通过判断与典型图像是否一致，应该能够瞬间直观地作出诊断。

但是，直观的诊断能力很大程度上依赖于刻画的典型形象是否完整。为了提高能力，在临床实践中，经历从轻症到重症的大量病例很重要。甚至有人说"一种疾病需要看100个病例"。

另外，为了使典型形象更加凝练，必须重视"与普通病例有所不同"的感觉。如果在头脑中形成了疾病的典型形象，在诊断患者的时候就会有"虽然很像，但是和平时的症状有些不同"的感觉。如果有这种不协调的感觉，就要追究为什么会有这种感觉，与平时的症状哪里不同。基于此，疾病的典型形象被进一步凝练，直观诊断的能力就会上升。

"这个症状和平时不一样"这样的说法，无论读多少教科书，或者有多少"有趣的病例"的诊断经验，也很难掌握。经历过罕见的疾病固然重要，但具有很多常见疾病的诊断经验也很重要。

并且，在直观地进行诊断之后，分析性地进行探讨也很重要。如果不确认诊断是否正确，不进行验证而粗略地只进行模式识别，自身就无法提高模式识别能力。通过分析性地验证并反馈想起的诊断是否正确，可以锻炼直观能力。直观诊断和分析诊断是表里一体的，学习分析诊断有助于锻炼直观诊断能力（图5-28）。

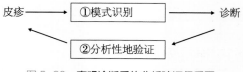

图 5-28　直观诊断后的分析验证很重要

罕见病怎么办？（寻找斑马的方法）

诊断推理重视疾病的发病率和严重程度。首先必须考虑的不是罕见的疾病，而是常见的疾病和危及生命的疾病。"听到马蹄声时，想到的是马而不是斑马"这句格言表达了这一观点。

确实如此，关于"罕见的疾病如何诊断"的诊断推理在前文中没有涵盖。皮肤疾病的种类很多，大部分都是发病率低、严重程度也低的疾病（图5-29）。在进一步精进皮肤科的学习上，这个类别是无法回避的。

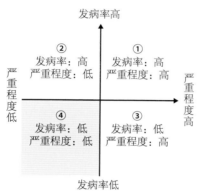

图 5-29　很多皮肤疾病的发病率和严重程度都很低

因为罕见的病（斑马）一生中可能会遇到一次或者压根不会遇到，所以不能从经验上进行模式识别。那么，应该如何学习"斑马"呢？

在内科的范围，有一本关于如何诊断罕见疾病的优秀著作（國松淳和『ニッチなディジーズ』金原出版，2017）。这本书推荐的是通过他人的病例来学习。在这种方法中，可以充分利用会议和学术会议进行学习。

但是，毫无目的地参加这些活动，只看并不能提高自己的能力。要怀疑未曾见过的疾病，必须事先进行意象训练，以便遇到病例时能立即作出反应。即使没有经历过，也有必要把在会议和学术会议上看到的病例想象成实际诊疗时的场景，并在脑海中真实地思考。

通过论文学习也很重要。那么应该用什么样的论文来学习呢？医学论文大致可以分为以下3类。

① 原创论文（original article）；
② 综述（review）；
③ 病例报告（case report）。

①原创论文是获得新知识的报告，主要是集聚并分析许多病例的临床研究；对有关特定主题的已发表论文进行分析总结，形成②综述；③病例报告是记录罕见疾病和新的治疗尝试等的报告，1个病例也成立。

在医学论文中，可以看到病例报告与原创论文相比影响较小，水平也较低。从 EBM 的观点来看，基于最初分析的研究结果的可信度最高，病例报告的等级最低。因此，病例报告的阅读价值较低，建议阅读原创论文或综述。

但是，为了培养诊断罕见病例的能力，我认为阅读病例报告效果更好。因为病例报告具有较强的故事性。诊断了如此罕见的疾病，克服了如此困难的局面，这样的经验之谈很有趣，作为以后有用的知识，很容易记忆。

故事是传达知识的方法之一。以神话和民间故事为代表，人类将各种各样的知识以故事的形式传递给下一代。但是，如果以总论等形式排除故事性，把知识抽象化，虽然方便阅读，但也会变得枯燥无味。因此，没有将知识抽象化的病例报告是进行意象训练的绝佳教材。

虽然很多人都说写很多病例报告的论文没有意义，但脚踏实地地做病例报告不也很有意义吗？

5.3 不明白的时候怎么办？

最后，完全想不出鉴别诊断的时候该怎么办才好呢？这种时候，人们常说："认真倾听患者的话很重要。"我们经常可以看到，通过倾听患者的话语而最终得出诊断结果的案例。例如，"认为是心身疾病的患者，在没有先入为主的情况下通过仔细倾听，最终诊断出疑难杂症"[15]。倾听固然重要，但如果在临床中遇到困难时，还是希望得到更具体的建议。

在这种情况下，如果考虑可呈现多种皮肤症状的疾病，可能会比较顺利。疾病的症状有范围窄和范围广 2 种[16]。范围窄的皮肤病的典型病例是第 2 章提到的银屑病，其初期病变与湿疹很难区分，后期病变因为具有独特性的外观，所以与其他的疾病相混淆的情况比较少。

范围广的疾病的典型病例是梅毒。在第 3 章（→ 122 页）中已经作了解说，梅毒被称为"伪装达人（great imitator）"，会形成多样的皮疹。如果出现这种症状，很难断言是梅毒，但没有出现这种症状也不能断言不是梅毒。

也有人评价药疹"学习药疹就是学习所有的皮肤疾病"，因为它会形成所有的皮疹，是一种范围很广的疾病。这些症状范围广泛的疾病总结如下（表 5-19）[17]。

表 5-19　症状范围广的疾病

·药疹	·恶性淋巴瘤
·胶原病	·梅毒
·结节病	

特别是皮肤结节病，与梅毒一样被称为"great imitator"，皮疹多样性丰富[18]。苦恼于诊断的时候，重要的是想到这些症状范围广的疾病。另外，在皮肤科实习或面试中被问及鉴别诊断时，回答这些疾病不会偏离正确答案。医学生和实习医生记住这些可能会有所帮助。

近年来也有必要将HIV感染列举在鉴别名录中。另外，分枝杆菌感染和深部真菌病等感染病也会形成多种皮肤病变，因此有必要对它们进行鉴别（表5-20）。

表5-20　形成多种皮肤症状的感染病

·梅毒	·分枝杆菌感染（皮肤结核、非结核性分枝杆菌病）
·HIV 感染	·深部真菌病

话虽如此，也有不明白的情况。在这种时候，精神科的思考方法也有用武之地（春日武彦『援助者必携 はじめての精神科 第3版』医学書院，2020）。

重要的是，不明白的病例也不要遗漏，要记在心里。

因为如果有好几个未解决的病例，就可能会让人感到厌烦，但是当这种病例达到一定数量时，那些相似的病例偶然重叠的时候就会突然发现一些东西。

也就是说，在至今尚未解决的问题中，在那些乱七八糟堆积如山的病例中，有时会发现其中潜藏玄机。而且一旦一个问题解决了，就可能同时解决全部的问题。

完全无法诊断，通过类固醇软膏也无法辨识清楚的病例，可从其他病例得到解决的启示。这种时候，就能切实感受到自己的诊断能力提高了。还有，无意中读论文的时候，会闪现"那个不明白的病例，莫非是这个病？"这样的想法。这些能力仅靠漫无目的地工作是无法掌握的。似乎有些令人意外的是，将遇到的很多无法诊断的病例留在心底，对于提高诊断能力也很重要。

参考文献

[1] 野口善令, 福原俊一. 誰も教えてくれなかった診断学. pp2-7,医学書院, 2008.

[2] Cowan N. The magical number 4 in short-term memory : a reconsideration of mental storage capacity. Behav Brain Sci 24 : 87-114, 2001 PMID 11515286.

[3] 野口善令, 福原俊一. 誰も教えてくれなかった診断学. pp87-91,医学書院, 2008.

[4] 野口善令, 福原俊一. 誰も教えてくれなかった診断学. pp15-22,医学書院, 2008.

[5] 原弘之, 照井正. 膿疱ができる疾患を鑑別するコツ. MB derma 155 : 1-5, 2009.

[6] 照井正. 皮疹の形状と配列から想定すべき疾患. 岩月啓氏（監）: 標準皮膚科学 第11版. 医学書院, p71, 2020.

[7] 塩原哲夫, 他（編）. 今日の皮膚疾患治療指針 第4版. 医学書院, 2012.

[8] 野口善令, 福原俊一. 誰も教えてくれなかった診断学. pp28-50,医学書院, 2008.

[9] 野口善令, 福原俊一. 誰も教えてくれなかった診断学. pp104-117,医学書院, 2008.

[10] Stein P D, Hull R D, Patel K C, et al. D-dimer for the exclusion of acute venous thrombosis and pulmonary embolism : a systematic review. Ann Intern Med 140 : 589-602, 2004 PMID 15096330.

[11] 大生定義. 尤度比（ゆうどひ）を診療に活かす1. 日本内科学会雑誌 96 : 831-832, 2007 NAID 130002128416.

[12] McGee S. Simplifying likelihood ratios. J Gen Intern Med 17 : 646-649, 2002 PMID 12213147.

[13] Thomas B. Clear choices in managing epidermal tinea infections. J Fam Pract 52 : 850-862, 2003 PMID 14599377.

第5章

[14] 野口善令, 福原俊一 . 誰も教えてくれなかった診断学. pp190–204,医学書院, 2008.

[15] ジェローム・グループマン . 医者は現場でどう考えるか. 石風社, 2011.

[16] 岩田健太郎 . 構造と診断—ゼロからの診断学. 医学書院, pp97–104, 2012.

[17] 大槻マミ太郎 . 初期病変に隠されているヒント. Visual Dermatology 5 : 262–267, 2006.

[18] Tchernev G . Cutaneous sarcoidosis : the "great imitator" : etiopathogenesis, morphology, differential diagnosis, and clinical management. Am J Clin Dermatol 7 : 375–382, 2006　PMID　17173472.

索引

罗马字

A
adult T-celll eukemia/lymphoma，
ATLL　128

ANCA 相关性血管炎　174

B
Behçet 病　164

Boston exanthem　99

Bowen 病　56

C
CIN（cervical intracpithelial
neoplasia）　56

D
drug-induced lymphocyte stimulation
test，DLST　103

F
FTU（finger tip unit）　62

G
graft versus hostdisease，GVHD　129

I
IgA 血管炎　174

K
KIN（keratinocytic intraepidermal
neoplasia）　56

P
Paget 癌　57

palpable purpura　172

polyarteritis nodosa，PAN　165

S
squamous cell carcinoma in situ　55

Stevens-Johnson syndrome，SJS　107

T
toxic epidermal necrolysis，TEN　108

U
urticarial dermatitis　132

中文

B
白癣　38

表皮　9

表皮病变诊断的流程图　73

表皮内癌　53

病毒感染　98

玻璃压法　142

C
成人 T 细胞白血病 / 淋巴瘤　128

传染性脓痂疹　150

刺激性皮炎　30

D

多形慢性痒疹　131

E

恶性淋巴瘤　128

F

乏脂性湿疹　31

非典型白癣　39

分析诊断　192

风团　84

蜂窝织炎　149

G

过敏性皮炎　30

H

红斑诊断流程图　185

黄水疮　150

J

急性湿疹　30

急性移植物抗宿主病　129

棘细胞癌　53

继发疹　4

假设形成　195

假设验证　195

假性痛风　159

接触性皮炎　28

结节性多动脉炎　165

结节性红斑　163

静脉淤滞性脂肪炎　162

K

抗真菌药　44

抗真菌药引起的接触性皮炎　44

可触知的紫癜　172

L

老年性紫癜　171

类固醇外用药　31

淋巴细胞刺激试验　103

鳞屑　21

M

慢性湿疹　30

梅毒　122

梅毒玫瑰疹　122

免疫复合物性血管炎　174

N

尿布皮炎　28

P

皮肤恶性肿瘤　53

皮肤活检　183

皮肤细菌感染　149

皮肤型结节性多动脉炎　165

皮肤真菌病　37

皮下组织　139

皮下组织病变的诊断流程图　186

皮疹的医学信息化　207

Q

钱币状湿疹　29

R

日光性角化病　55

乳房外 Paget 病　57

S

湿疹　25

湿疹三角　27

史一约综合征　107

手部湿疹　28

双重过程理论　191

水疱性类天疱疮（类天疱疮）　123

顺应性　67

T

痛风　159

W

外用疗法　31

外用指导　67

无症状梅毒　123

X

小血管炎　174

血管炎　171

寻常型银屑病　70

循环障碍　160

荨麻疹　84

Y

炎症性肠炎　164

炎症性角化病　18

药疹　100

药疹诊断流程图　110

银屑病　70

婴儿湿疹　28

瘀积性皮炎　29

原发疹　4

原位鳞状细胞癌　55

院内遇到表面光滑红斑的诊断流程图　98

Z

造影剂　105

真皮　9

真皮层病变的诊断流程图　133

诊断推理　194

脂溢性皮炎　31

直观诊断　192

直接镜检　41

中毒性表皮坏死松解症　108

中毒疹　82

中毒疹诊疗流程图　122

中血管炎　174

重症药疹　106

紫癜　141

紫癜的诊断流程图　187

自身免疫性疾病　163